LINCHUANG JINENG CAOZUO GUIFAN

临床技能操作规范

主　编：赵振华　侯俊清　秦长江

副主编：曹松强　李　松　张建华

徐　锋　郑东琳　郑先杰

河南大学出版社
HENAN UNIVERSITY PRESS

·郑州·

图书在版编目(CIP)数据

临床技能操作规范 / 赵振华，侯俊清，秦长江主编
. -- 郑州：河南大学出版社，2023.8
ISBN 978-7-5649-5564-9

Ⅰ.①临… Ⅱ.①赵…②侯…③秦… Ⅲ.①临床医学-教材 Ⅳ.①R4

中国国家版本馆 CIP 数据核字(2023)第 150994 号

责任编辑 李亚涛
责任校对 郑　鑫
封面设计 陈盛杰

出　版 河南大学出版社
地址:郑州市郑东新区商务外环中华大厦 2401 号　邮编:450046
电话:0371-86059715(高等教育与职业教育分公司)　网址:hupress.henu.edu.cn
0371-86059701(营销部)

排　版 郑州市今日文教印制有限公司
印　刷 郑州市今日文教印制有限公司
版　次 2023 年 8 月第 1 版　**印　次** 2023 年 8 月第 1 次印刷
开　本 787 mm×1092 mm　1/16　**印　张** 13.25
字　数 231 千字　**定　价** 39.00 元

《临床技能操作规范》编委会

主　编　赵振华　侯俊清　秦长江

副主编　曹松强　李　松　张建华

　　　　徐　锋　郑东琳　郑先杰

主　审　张祎捷

编　委（以姓氏为序）

曹松强　陈瑞华　陈　栋

丁　涛　华　龙　胡　宁

侯俊清　郭丹丹　郭岩岩

李　松　李冰梅　李超群

李立方　李卫华　李艳阳

梁圆圆　李圆圆　秦长江

孙德超　孙桂霞　田艳艳

王　琛　魏沙沙　汪　洋

吴文奇　王志强　谢春丹

徐　锋　解淑萍　信文启

姚坤厚　杨文娟　张靓冉

张建华　朱书涛　赵振华

郑丹祎　郑东琳　郑先杰

前　言

医学是一门尤其重视理论与实践相结合的学科，医学的发展是不断总结临床经验的过程。作为一名医学教育工作者，我深知在医生的职业生涯中，不仅要有扎实的理论知识，还要有精湛的临床实践技能，只有这样才能成为德才兼备的医学人才。所以，在高等医学教育中医学生必须掌握扎实的临床实践技能。随着国家住院医师规范化培训的积极推进和全国大学生临床技能竞赛如火如荼地举办，如何加强医学生和住院医师的临床基本技能操作水平，成为临床教学工作的重点之一。

故此，为积极有效地提升河南大学淮河临床医学院医学生和规培生的临床技能操作水平，依托临床技能中心教师团队的教学经验，河南大学淮河临床医学院编者团队通过总结和整理教学中的经验教训，编写了《临床技能操作规范》。本书旨在培养医学生能够全面、熟练、规范、正确地进行各项临床基本技能操作，毕业时具备较为熟练的临床技能和解决临床问题的能力。

本书的编订参照了国内优秀医学院校编写的教材以及全国高等医学院校大学生临床技能竞赛的考核范围，并参照国家卫生健康委员会制定的《住院医师规范化培训内容与标准(试行)》及《临床执业医师实践技能考试大纲》。全书按照学科进行分类，包含内科、外科、妇科、儿科、麻醉科、皮肤科、耳鼻喉科、眼科、感染防控科共九个章节的内容，内容包含有临床操作技能介绍、技能操作前准备、操作规范及流程、操作注意事项、操作后处理、操作后常见问题及处理措施共六个部分内容。本书的编写过程历时数月，以医学生的实际操作步骤和知识结构为基础，精选了常见的临床技能操作，并制定了详细的操作规范。我们不仅注重规范化操作，也注重操作实用性，并为医学生详细解析了每项技能操作的注意事项和常见错误，以便能更加清晰认识操作步骤，掌握更高效、高质的临床技能。

本书编者团队均来自河南大学临床医学院具有丰富教学经验的专家、教授，他们拥有多年临床技能实训课带教经验，有的老师同时承担了全国高等医学院校大学生临床技能竞赛的带教工作。衷心地感谢在编写过程中河南大学医学院各位专家、教授的指导和支持！我们衷心地希望《临床技能操作规范》这本书籍能够让医学生们在临床实践中更加得心应手、更加自信、更加成功。同时，也希望大家在今后的职业发展中，始终把医德作为首要任务，始终遵守医学职业的执业规范，成为一名医德医风高尚、临床技能精湛的好医生。

尽管编者竭尽全力，仍难免书中有错误或纰漏之处，恳请读者及同仁赐教，批评指正。

编　者

目　录

第一章　内科基本技能操作规范 …………………………………………（ 1 ）
一、胸腔穿刺引流术 ……………………………………………………（ 1 ）
二、腹膜腔穿刺引流术 …………………………………………………（ 6 ）
三、骨髓穿刺术 …………………………………………………………（11）
四、腰椎穿刺术 …………………………………………………………（15）
第二章　外科基本技能操作规范 …………………………………………（19）
第一节　普通外科基本技能操作规范 …………………………………（19）
一、外科洗手、穿脱手术衣、戴脱无菌手套 …………………………（19）
二、消毒铺巾 ……………………………………………………………（22）
三、手术切开 ……………………………………………………………（24）
四、外科缝合 ……………………………………………………………（25）
五、结扎止血及打结 ……………………………………………………（29）
六、体表肿块切除术 ……………………………………………………（33）
七、脓肿切开引流术 ……………………………………………………（34）
八、换药、拆线、引流术 …………………………………………………（37）
第二节　胸外科基本技能操作规范 ……………………………………（41）
一、胸腔闭式引流术 ……………………………………………………（41）
二、胸腔闭式引流拔管术 ………………………………………………（46）
第三节　骨科基本技能操作规范 ………………………………………（47）
一、运动系统的理学检查 ………………………………………………（47）
二、骨科基本外固定技术 ………………………………………………（53）
三、皮牵引术 ……………………………………………………………（56）
四、骨牵引术 ……………………………………………………………（57）
五、关节穿刺术 …………………………………………………………（60）

六、脊柱外伤的搬运 …………………………………………………… (63)
第四节 泌尿外科基本技能操作规范 ………………………………… (66)
一、男性导尿术 …………………………………………………………… (66)
二、耻骨上膀胱穿刺造口术 ……………………………………………… (71)
第五节 乳腺外科基本技能操作规范 ………………………………… (75)
一、乳腺查体 ……………………………………………………………… (75)
二、乳房肿块切除术 ……………………………………………………… (78)
第六节 急诊科基本技能操作规范 …………………………………… (80)
单人徒手心肺复苏术 ……………………………………………………… (80)
第三章 妇产科基本技能操作规范 …………………………………… (84)
一、妇科检查 ……………………………………………………………… (84)
二、产科检查 ……………………………………………………………… (86)
三、阴道分泌物检查 ……………………………………………………… (88)
四、生殖道细胞学检查 …………………………………………………… (91)
五、诊断性刮宫术 ………………………………………………………… (93)
六、宫内节育器放置术 …………………………………………………… (96)
七、宫内节育器取出术 …………………………………………………… (101)
八、阴道后穹隆穿刺术 …………………………………………………… (103)
第四章 儿科基本技能操作规范 ……………………………………… (106)
第一节 新生儿基本技能操作规范 …………………………………… (106)
一、新生儿预防接种 ……………………………………………………… (106)
二、母乳喂养指导 ………………………………………………………… (108)
三、人工喂养 ……………………………………………………………… (109)
四、体格生长指标测量及判读 …………………………………………… (113)
五、新生儿复苏流术 ……………………………………………………… (117)
第二节 小儿基本技能操作规范 ……………………………………… (122)
一、小儿灌肠术 …………………………………………………………… (122)
二、儿童心肺复苏术 ……………………………………………………… (124)
第五章 麻醉科基本技能操作规范 …………………………………… (130)
一、气管内插管术及面罩简易呼吸囊通气 ……………………………… (130)
二、中心静脉穿刺置管术 ………………………………………………… (135)

三、硬膜外穿刺置管术 …………………………………………………… (139)
第六章 皮肤科基本技能操作规范 ……………………………………… (144)
一、真菌镜检技术 ………………………………………………………… (144)
二、滤过紫外线检查 ……………………………………………………… (145)
三、蠕行螨检查 …………………………………………………………… (146)
四、疥螨检查 ……………………………………………………………… (146)
五、阴虱检查 ……………………………………………………………… (147)
第七章 耳鼻喉科基本技能操作规范 …………………………………… (148)
第一节 耳鼻喉科常见症状的问诊及体格检查 ……………………… (148)
一、耳鼻喉科常见症状的问诊 …………………………………………… (148)
二、耳鼻咽喉科体格检查 ………………………………………………… (156)
第二节 鼻科基本技能操作规范 ……………………………………… (162)
一、鼻腔冲洗 ……………………………………………………………… (162)
二、鼻窦负压置换疗法 …………………………………………………… (164)
三、前鼻孔填塞—纱条填塞 ……………………………………………… (166)
四、后鼻孔填塞术 ………………………………………………………… (167)
第三节 耳科基本技能操作规范 ……………………………………… (169)
外耳道冲洗 ………………………………………………………………… (169)
第四节 喉科基本技能操作规范 ……………………………………… (170)
一、环甲膜穿刺术 ………………………………………………………… (170)
二、气管切开术 …………………………………………………………… (172)
第八章 眼科基本技能操作规范 ………………………………………… (176)
一、视力检查 ……………………………………………………………… (176)
二、裂隙灯显微镜检查 …………………………………………………… (177)
三、角膜荧光素钠染色检查 ……………………………………………… (178)
四、泪膜破裂时间测定 …………………………………………………… (179)
五、泪液分泌试验(Schirmer 试验) …………………………………… (180)
六、瞳孔对光反射检查 …………………………………………………… (181)
七、眼压检查 ……………………………………………………………… (182)
八、眼底检查 ……………………………………………………………… (183)
九、眼球运动检查 ………………………………………………………… (184)

十、斜视检查 …………………………………………………………… (185)
十一、视野检查(对照法) …………………………………………… (186)
十二、结膜囊冲洗法 ………………………………………………… (187)
十三、泪道冲洗法 …………………………………………………… (188)
十四、角膜感觉度检查 ……………………………………………… (189)
第九章 感染防控科技能操作规范 ……………………………… (190)
一、医务人员手卫生操作规范 ……………………………………… (190)
二、口罩的佩戴方法 ………………………………………………… (194)
三、医务人员穿脱防护用品操作流程 ……………………………… (196)
四、血源性疾病暴露后处理流程 …………………………………… (199)

第一章　内科基本技能操作规范

一、胸腔穿刺引流术

实验学时:4 学时

(一) 操作介绍

1. 定义

是指对有胸腔积液或者有气胸的患者,为了诊断和治疗通过胸腔穿刺抽取积液或气体,甚至治疗性封闭胸腔的一种操作。

2. 适应证

(1)明确胸腔积液的性质,协助明确诊断;(2)抽液或抽气减轻肺压迫;(3)穿刺给药或建立人工气胸。

3. 禁忌证

无绝对禁忌,相对禁忌证有:(1)体质衰弱、病情危重难以耐受穿刺术者;(2)对麻醉药过敏;(3)凝血功能障碍、严重出血倾向,在未纠正前不宜穿刺;(4)有精神疾病或不合作者;(5)疑为胸腔包虫病患者,穿刺可引起感染扩散,不宜穿刺;(6)穿刺部位或附近有感染。

(二) 操作前准备

1. 操作者准备

(1)需要 2 个人操作,注意配合。

(2)操作者洗手,准备帽子、口罩;助手协助患者摆放体位,协助操作者观察穿刺过程中患者情况等。

(3)了解患者病情、穿刺目的和胸部影像学情况。

(4)掌握胸腔穿刺操作相关知识,并发症的诊断与处理。

2. 患者准备

(1)测量生命体征(体温、心率、血压、呼吸),体力状况评价。

(2)向患者解释胸穿的目的、操作过程、可能的风险及并发症。

(3)告知需要配合的事项(保持体位,操作过程中避免剧烈咳嗽,如有头晕、心悸、气促等不适及时报告)。

(4)签署知情同意书。

3. 操作物品准备

治疗车,车上配置以下物品:胸穿包(内有16或18号带有乳胶管的胸腔穿刺针、镊子、止血钳、纱布、孔巾和换药碗,无菌试管数支(留送常规、生化、细菌、病理标本等));消毒用品;麻醉药(2%利多卡因2支);其他:注射器(5 mL的1个,20 mL或50 mL的1个,500 mL标本容器2个,胶布1卷,1000 mL量筒或量杯1个;有靠背的座椅1台;抢救车1台;无菌手套2副。

(三)操作规范及流程

操作步骤:

1. 摆体位及确定穿刺点

(1)常规患者倒坐在靠背椅上,前臂交叉放于靠背,前额伏在手背上,上身略前倾,使肋间隙能够充分暴露,见图1-1(a)。

(2)卧床患者可以采取半卧位,患侧前臂上举放于枕部,便于显露穿刺部位,确定穿刺点,见图1-1(b)。

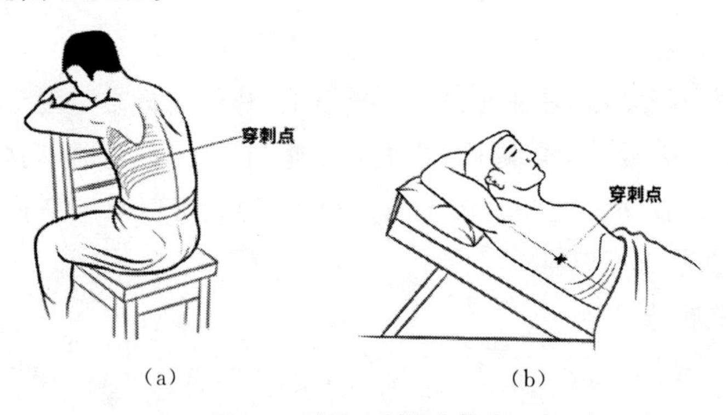

图1-1 胸腔穿刺操作体位

(3)操作前再次进行患者身份识别,核对并明确左右侧。

(4)穿刺点位置根据患者胸液的范围而定,常选择腋前线第5肋间,腋中线第6肋间,腋后线第7肋间,肩胛下角线第7~8肋间。气胸穿刺点位置:穿刺部位一般选取患侧锁骨中线第2肋间或腋中线第4~5肋间,穿刺点避开皮肤局部感染灶，见图 1-2。

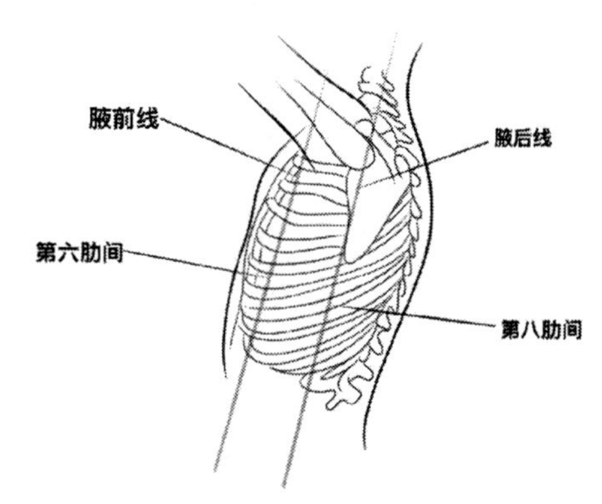

图 1-2　胸腔穿刺点肋间示意图

(5)确定后要标记好穿刺点，防止消毒后无法辨别。

(6)一般通过叩诊结合胸片确定穿刺部位，也可通过超声检查来进一步确定穿刺点及穿刺深度，必要时 B 超引导下完成穿刺，见图 1-3。

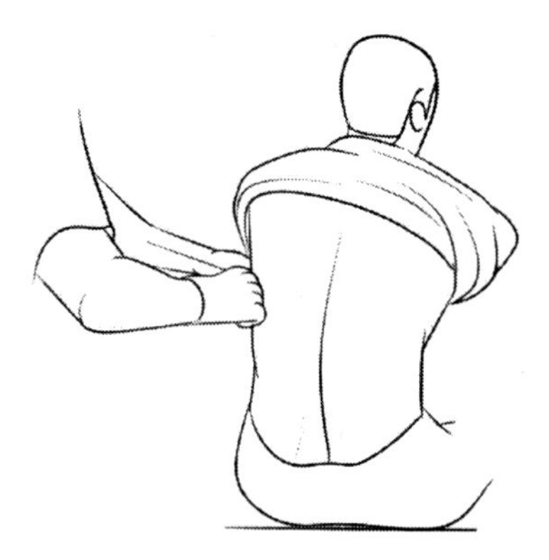

图 1-3　胸腔穿刺叩诊示意图

2. 消毒铺单

(1)准备：术者外科手消毒后打开胸穿包外层，戴好无菌手套。打开穿刺包内层检查穿刺包物品，检查穿刺针是否通畅、针与乳胶管是否密闭良好；在消毒小杯内放入数个棉球，助手协助倒入适量碘伏。

(2)消毒：用安尔碘以穿刺点为中心，由内向外环形消毒三次，消毒区域直径不小于 15 cm，后次稍小于前次消毒面积。

(3)铺巾：无菌孔巾中心对准穿刺点，四角以巾钳固定于患者上衣上。

3. 麻醉

(1)准备：5 mL 注射器吸入 2%利多卡因约 5 mL。

(2)在穿刺点局部皮下注射形成 1 个皮丘，将注射器垂直于皮肤表面，沿肋骨上缘缓缓刺入（见图 1-4）。

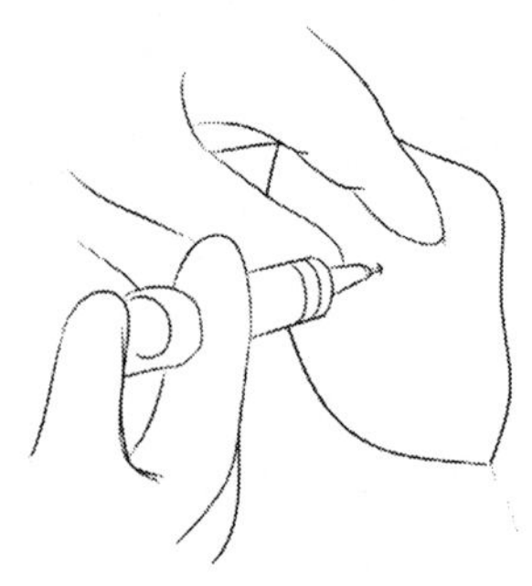

图 1-4　胸腔穿刺麻醉示意图

（3）间断负压回抽，每进 5 mm 回吸一次，如无液体或鲜血吸出则注射麻药，逐层浸润麻醉各层组织直至胸膜；如有液体吸出则提示进入胸腔，记录进针长度，作为下一步穿刺大概需要的进针深度；如有鲜血吸出且体外凝集，则提示损伤血管，应拔针、压迫、平稳后，更换穿刺部位或方向再行穿刺（有些患者胸壁或胸膜很厚，一般的 5 mL 注射器针头长度不够，难以达到胸腔积液的部位，须更换较长的胸腔穿刺针）。

4．*穿刺*

（1）准备：血管钳夹闭乳胶管，根据麻醉时记录进针深度，在胸穿针上估算出穿刺达到此深度后留在皮肤外的穿刺针长度。

（2）穿刺：左手绷紧局部皮肤，右手执穿刺针，沿麻醉区域所在肋间的肋骨上缘，参考麻醉时记录的进针深度，垂直于皮肤缓缓刺入，见有积液流出停止穿刺；如无液体流出，则改变穿刺角度、深度再次穿刺。

5．*抽液*

（1）用血管钳紧贴皮肤固定穿刺针，将乳胶管连接 50 mL 注射器，松开夹闭乳胶管的血管钳，负压回抽注射器。第一次抽出的液体应先留取标本，分别装入各个标本小瓶内。

（2）在每次注射器吸满需排空时，助手需先用止血钳夹闭乳胶管后，方可断开与注射器的连接，排空注射器，再连接乳胶管，打开止血钳。循环操作抽吸液体，注意各个连接点要连接紧密，防止漏气产生气胸。

（3）如果是诊断性穿刺，则穿刺抽得 50～100 mL 液体，分别装入各个标本小瓶内，即完成操作。如果是治疗性穿刺，则需进一步抽出胸腔内积液，但胸腔积液引流速度不能过快，首次抽液应少于 600 mL，以后每次引流的液体总量应小于 1000 mL。

6. 拔针

(1)在呼气末嘱患者屏住气，拔出穿刺针。

(2)局部消毒后压迫片刻，无菌敷料覆盖穿刺点并用胶布固定。

(3)嘱患者平卧休息。

(四) 操作注意事项

(1)摆好体位，充分暴露肋间隙便于穿刺。

(2)麻醉和穿刺时，在肋骨上缘垂直皮肤进针，避免损伤胸壁血管和神经。

(3)麻醉时缓慢逐层浸润麻醉，充分麻醉避免胸膜反应。

(4)抽出积液后停止进针并妥善固定，避免针尖损伤肺脏。

(5)严格控制抽液和抽气量，避免出现复张性肺水肿。

(6)严格无菌操作，避免感染。

(7)穿刺过程中严密观察患者，询问不适症状，必要时监测心率、血压、指脉氧。

(五) 操作后处理

(1) 穿刺后观察患者。有无气促、胸痛、头晕、心悸、咳嗽、泡沫痰等症状；监测生命体征，观察患者是否出现面色苍白、呼吸音减弱、血压下降，排队气胸。必要时可行胸部X线检查，以评价胸腔残余积液量。

(2) 记录引流液颜色及引流量。

(六) 操作后常见问题及处理措施

并发症包括：胸膜反应、复张性肺水肿、血胸、气胸、皮下气肿、穿刺点出血、胸壁蜂窝组织炎、脓胸、空气栓塞、腹腔脏器损伤等。

1. 胸膜反应

胸腔穿刺时发生头晕、冷汗、心悸、面色苍白、脉细等表现。

处理：立即停止抽液，协助患者平卧，必要时皮下注射0.1%肾上腺素0.5 mL，密切观察病情，注意血压变化，防止休克。

2. 复张性肺水肿

表现为剧咳、气促、咳大量泡沫痰，双肺满布湿罗音，PaO_2下降，X线提示肺水肿表现。

治疗：立即吸氧，控制液体入量，酌情应用糖皮质激素及利尿剂，严密监测病情与酸碱平衡，必要时需气管插管机械通气。

(编者：郑先杰　徐锋　陈栋)

二、腹膜腔穿刺引流术

实验学时:4 学时

(一) 操作介绍

胸膜腔穿刺引流术:是指对有腹腔积液的患者,为了诊断和治疗疾病进行腹腔穿刺,抽取积液进行检验的操作过程。

1. 适应证

(1)抽取腹腔积液进行各种实验室检验以便寻找病因,协助临床诊断;(2)大量腹腔积液引起严重胸闷、气促、少尿等症状,患者难以忍受时,可适当引流腹腔积液以缓解症状;(3)因诊断或治疗目的行腹腔内注射药物或腹膜透析;(4)因各种诊断或治疗性腹腔置管。

2. 禁忌证

(1)黏连型腹膜炎、肝棘球蚴病、卵巢囊肿;(2)腹腔内巨大肿瘤(尤其是动脉瘤);(3)腹腔内病灶被内脏黏连包裹;(4)胃肠高度胀气;(5)腹壁手术瘢痕区或明显肠袢区;(6)妊娠中后期;(7)躁动、不能合作者。

(二) 操作前准备

1. 操作者准备

(1)提前了解掌握腹腔解剖学结构。通过病史、体格检查和检验检查结果,判断要行何种腹腔穿刺术(如诊断性腹腔穿刺术、腹腔穿刺放液术、腹腔内注射药物等)。

(2)洗手:术者按七步洗手法清洗双手,戴口罩和帽子。

(3)引流前应测量记录患者的体重、腹围、脉搏、血压和腹部体征,以观察病情变化。

(4)根据病情,为患者安置适当的体位,协助患者解开上衣,松开腰带,暴露腹部,放腹腔积液时身下铺中单,将操作后患者要使用的腹带放在中单上合适位置。

2. 患者准备

与患者和家属沟通,签署腹腔穿刺术知情同意书,告知可能的并发症:如麻醉意外、药物过敏、腹膜反应、出血、感染、损伤周围脏器、诱发肝性脑病或电解质紊乱、穿刺不成功以及其他意外情况。查血常规、凝血功能，必要时查心、肝、肾功能，穿刺前一周停服抗凝药，腹腔胀气明显者服泻药或清洁灌肠。术前嘱患者排空尿液，以免穿刺时损伤膀胱。

3. 操作物品准备

腹腔穿刺包：内有弯盘1个，止血钳2把，组织镊1把，消毒碗1个，消毒杯1个，腹腔穿刺针（针尾链接橡皮管的8号或9号针头）1个，无菌洞巾，纱布2～3块，棉球、无菌试管数支，5 mL、20 mL或50 mL注射器各1个，引流袋（放腹腔积液时准备）1个。

常规消毒治疗盘1套：碘伏、乙醇、胶布、局部麻醉药（2%利多卡因10 mL）、无菌手套2副。

其他物品：帽子、口罩、皮尺、血压计、听诊器、一次性腹带、盛腹腔积液容器、培养瓶（需要做细菌培养时）等。如需腹腔内注药，准备所需药物。

（三）操作规范及流程

（1）患者身份识别无误后，进行医患沟通，告知穿刺必要性与可行性及大致过程，缓解压力，以去消除其顾虑取得配合。术前排尿，避免穿刺时损伤膀胱。七步洗手法洗手。

（2）操作前评估：患者是否存在腹腔积液，移动性浊音叩诊验证B超结果。引流前应测量腹围、脉搏、血压和腹部体征，以观察病情变化。

（3）选择合适的体位（坐位、平卧位、半卧位或稍左侧卧位），确定穿刺点：一般常选于左下腹部脐与左髂前上棘连线中外1/3交点处；也可取脐与耻骨联合中点上1 cm，偏左或右1.5 cm处；少量腹水患者可取侧卧位脐水平线与腋前线或腋中线的交点（多用于诊断性穿刺）；特殊情况少量或包裹性腹水，可通过B超定位穿刺点；诊断性穿刺亦可选择麦氏点或反麦氏点。

（4）消毒纸巾：常规消毒皮肤，以穿刺点为中心，向周边环形扩展至少15 cm，常规消毒2～3遍，第2遍消毒范围小于第1遍。检查消毒日期，打开穿刺包第一层，戴无菌手套，打开穿刺包第二层，检查消毒指示卡，铺消毒洞巾。检查包内器械（穿刺针是否锐利，与之相连的橡皮管是否通畅和密闭）。

（5）局部麻醉：核实麻醉药品无误，术者用5 mL注射器抽取2%利多卡因2 mL，自皮肤至腹膜壁层逐层进行局部浸润麻醉（先打皮丘后垂直进针，边进针边回抽边注射）。

（6）穿刺过程：先用止血钳夹闭穿刺针后的橡皮胶管，保证密闭。术者左手固定穿刺处皮肤，右手持针经麻醉处逐步刺入腹壁，待感到针尖抵抗感突然消失时，表示针尖已穿过腹膜壁层，即可抽取和引流腹腔积液，并置于消毒试管中以备检验用，诊断性穿刺可直接用无菌的 20 mL 或 50 mL 注射器和 7 号针头进行穿刺。大量放液时可用针尾连接橡皮管的 8 号或 9 号针头，助手用消毒血管钳固定针头，并夹持橡皮管，用输液夹调整放液速度，将腹腔积液引流入容器中计量或送检。腹腔积液不断流出时，应将预先在腹部的多头绷带逐步收紧，以防腹压骤然降低，内脏血管扩张而发生血压下降甚至休克等现象。引流结束后拔出穿刺针，常规消毒后盖上消毒纱布，并用多头绷带将腹部包扎，如遇穿刺孔继续有腹腔积液渗漏时，可用蝶形胶布封闭，见图 1-5。

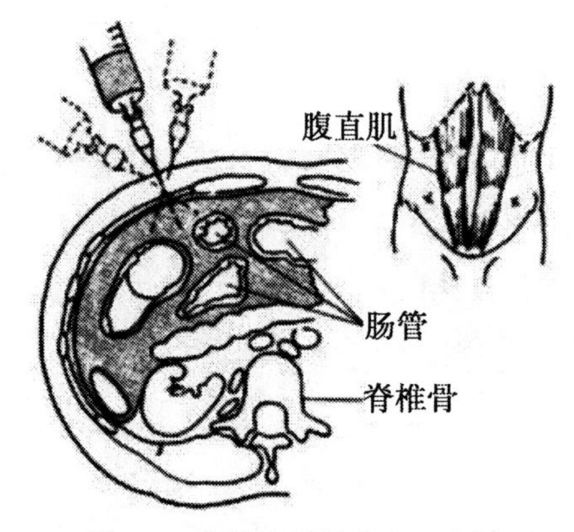

图 1-5　腹腔穿刺引流术示意图

(7)标本送检：根据病情需要腹水分别送常规、生化、细菌培养、病理等检查。但应注意，抽取的第一管标本应舍弃或不送常规。送检病理学检查时加用抗凝剂防止肿瘤细胞自溶。

(8)操作后处理：腹腔穿刺完毕后拔出穿刺针，棉球按压、消毒穿刺点，覆盖无菌纱布，用胶布固定，嘱患者卧床休息。

(四) 操作注意事项

(1)术中应密切观察患者，如发现头晕、恶心、心悸、气促、脉搏增快、面色苍白等症状，应立即停止操作并对症处理，卧床休息，给予补充血容量等急救措施。

(2)腹腔引流不宜过快过多，治疗性引流，一般初次不宜超过 1000 mL，以后一般每次引流不超过 6000 mL。针尖避开腹壁下动脉，血性腹腔积液留取标本后停止引流。肝硬化病人一次放腹腔积液一般不超过 3000 mL，避免诱发肝性脑病和电解质紊乱。但在输注大量白蛋白的基础上，也可以大量放液，一般放腹腔积液 1000 mL 补充白蛋白 6～8 g。

(3)在放腹腔积液时若流出不畅,可将穿刺针稍作移动或变换体位。腹腔积液量少者穿刺前可借助超声定位,并嘱患者向穿刺部位侧卧数分钟。

(4)大量腹腔积液患者,为防止腹腔穿刺后腹腔积液渗漏,在穿刺时注意勿使皮肤至腹膜壁层位于同一条直线上,方法是当针尖通过皮肤到达皮下后,稍向周围移动一下穿刺针尖,然后再向腹腔刺入。

(5)抽出物为胃肠内容物时,需要鉴别是误穿胃肠还是自发胃肠穿孔,必要时改行对侧穿刺,仍能抽出相同内容物方可确认胃肠穿孔。疑为穿刺针误入胃肠道时,为促进穿孔处闭合,应尽量抽净此处气体或胃肠液,降低胃肠道内压力。

(6)术后应严密观察有无出血和继发感染等并发症。注意无菌操作,防止腹腔感染。

(五)操作后处理

(1)术后再次测量患者脉搏及血压,测量腹围,观察术后反应,穿刺点有无渗血、渗液。大量放腹水患者术后用腹带将腹部加压包扎,遇穿刺孔有腹水渗漏时,可用蝶形胶布或涂上火棉胶封闭。

(2)根据临床需要填写检验单分送标本。

(3)清洁器械及操作场所。

(4)做好穿刺记录。

(六)操作后常见问题及处理措施

(1)电解质紊乱及低蛋白血症:大量放腹水易导致电解质紊乱和低蛋白血症,应及时静脉补充电解质及白蛋白。

(2)腹膜炎:大量放腹水可能会继发自发性腹膜炎,也可能与无菌操作不规范导致细菌感染所致的继发性腹膜炎相关,应及时抗菌治疗。

(3)休克:大量液体流失会导致低血压甚至休克,发现应及时补充液体,必要时输血。

(4)出血:可能与穿刺位置不准确相关,症状不明显时对症处理,症状明显时应手术探查出血部位。

(七)操作易犯错误及分析

1. 准备工作不到位

(1)可能原因。①术者未认真核对患者资料(姓名、性别、年龄、ID 号及腹部影像结果等);②未能仔细确认适应证和禁忌证;③未签署知情同意书;④未询问过敏史,麻醉药物未认真核对;⑤未排空膀胱。⑥物品准备不齐;

（2）不良后果。①导致医疗差错事故；②导致严重并发症，甚至危及生命；③违反法律法规（患者知情权）；④麻醉药物过敏，严重者危及生命；⑤损伤膀胱或抽出的是尿液；⑥影响操作过程。

（3）防范方法。①认真核对患者各项资料；②明确适应证和禁忌证；③签署知情同意书（患者和家属均要知情）；④询问过敏史，仔细核对麻醉药物；⑤术前嘱患者排空膀胱；⑥物品准备齐全。

2. 穿刺点选择错误

（1）可能原因：腹部查体和检查资料（腹部影像学）核对不仔细，判断错误。

（2）不良后果：①损伤内脏器官或腹壁血管，导致出血、感染；②抽不出腹水。

（3）防范方法：仔细进行腹部查体，正确选择穿刺点，特殊情况下穿刺点的选择：①避开皮肤疤痕、炎症、损伤和曲张血管；②避开腹部包块和疝气；③避开肿大脾脏（可换至麦氏点）；④下腹部局限性腹水选择脐与耻骨联合中点上 1 cm，偏左或偏右 1.5 cm 处，少量腹水取侧卧位脐水平线与腋前线或腋中线的交点；⑤不确定时采取 B 超引导下进行。

3. 并发症处理不到位

（1）可能原因：①观察病情不仔细；②虚假人文关怀；③大量放腹水后未予腹带加压包扎。

（2）不良后果：①延误处理，严重危及生命；②无效沟通，不能及时发现问题，进行处理；③诱发肝性脑病、电解质紊乱、消化道大出血、休克等严重并发症而危及生命。

（3）防范方法：①麻醉和操作过程中密切观察患者有无不适，以及血压、脉搏和神志变化，腹膜反应处理同胸腔穿刺术；②避免机械性询问，做到有效沟通；③大量放腹水时不宜过快过多，肝硬化患者一般一次放腹水不超过 3000 mL，需增加放腹水量时，放 1000 mL 腹水应补充 6～8 g 白蛋白，血性腹水禁止引流。

4. 腹水送检错误

（1）可能原因：①顺序错误；②重要项目未送检（如结核、肿瘤等）。

（2）不良后果：①结果不准确，误导诊治；②延误诊治。

（3）防范方法：①第一管不送常规检查；②完善送检项目。

5. 操作后处理错误

（1）可能原因：不清楚医疗垃圾处理原则。

（2）不良后果；交叉感染，职业暴露。

(3)防范方法:生活垃圾使用黑色垃使用,沾染血液体液等医疗垃圾使用黄色垃圾袋,针头等锐器放置于锐器盒。

6. 总体上的错误

(1)可能原因:①缺乏人文关怀;②违反无菌原则。

(2)不良后果:同胸腔穿刺术。

(3)防范方法:同胸腔穿刺术。

(编者:秦长江　姚坤厚　解淑萍)

三、骨髓穿刺术

实验学时:4 学时

(一) 操作介绍

骨髓穿刺术(bone marrow puncture):是临床采取骨髓液的一种常用诊断技术,其检查内容包括细胞学、原虫和细菌学等。适用于各种血液病的诊断、鉴别诊断及治疗随访;不明原因的红细胞、白细胞、血小板数量增多或减少及形态学异常;不明原因发热的诊断与鉴别诊断,可作骨髓培养、骨髓涂片等。

1. 适应证

(1)诊断及辅助诊断某些造血系统疾病:这些疾病具有特征性细胞形态改变,骨髓检查对诊断有决定性意义,如白血病、恶性组织细胞病、多发性骨髓瘤、骨髓转移癌、类脂质沉积病、再生障碍性贫血、营养性贫血、溶血性贫血、血小板减少性紫癜、骨髓增生异常综合征(MDS)、骨髓增殖性疾病、脾功能亢进、粒细胞减少症等,以及某些感染性疾病,如疟疾、黑热病等。

(2)鉴别诊断某些非造血系统疾病:不明原因发热、淋巴结肿大、骨关节疼痛。此外,某些疾病可能引起血液学改变,如外周血出现异形淋巴细胞、类白血病反应,可通过检查排除造血系统疾病。

(3)治疗效果评价:如白血病治疗后评估疗效。

(4)其他:如骨髓造血干细胞移植时获取骨髓细胞等。

2. 禁忌证

(1)相对禁忌证:晚期妊娠的孕妇慎做,局部皮肤感染患者需要更换操作部位进行穿刺。

(2)绝对禁忌证:血友病等存在显著凝血异常且没有纠正者。

(二)操作前准备

(1)操作者准备:仪表端庄,着装整洁,戴帽子和口罩。了解患者病情及目的,判断患者生命体征,清楚穿刺部位。与患者及家属沟通,签署知情同意书;告知可能的并发症:出血、感染;损伤周围组织、血管、神经;药物过敏;穿刺不成功及其他意外。

(2)患者准备:放松心情,配合医生摆好体位,排空尿液。

(3)操作物品准备:骨髓穿刺包、消毒棉签、注射器(5 mL、10 或 20 mL 各一个)、2%利多卡因注射液 5 mL、胶布、载玻片、骨髓采集管(用于免疫、染色体及分子生物学检查等)和培养瓶(做骨髓培养时)。

(三)操作规范及流程

(1)与患者沟通:介绍自己,再次核对患者姓名、性别、床号等,同时向患者介绍操作前注意事项(是否排尿等)。

(2)再次确认患者的病情,查看检查报告如血常规、凝血功能等,确认需要的操作项目无误。

(3)选择合适的体位,确定穿刺点。

定位:①髂前上棘:髂前上棘后 1~2 cm 处;②髂后上棘:骶椎两侧,臀部上方髂骨骨性突出处;③胸骨:胸骨体相当于第 2 肋间隙的部位,因胸骨较薄且后方有大血管和心房,穿刺时务必小心。④腰椎棘突:腰椎棘突突出部位。

体位:①髂前上棘、胸骨:仰卧位;②髂后上棘:俯卧位、侧卧位;③腰椎棘突:侧卧位、坐位。

(4)消毒铺巾:①术者洗手,戴口罩、帽子;②以穿刺点为中心,由内向外环形消毒皮肤,直径 15 cm,碘伏消毒 2~3 遍;注意勿留空隙,棉签不要返回已消毒区域,以第一遍为准,以后每一遍消毒范围略小于第一遍;③检查消毒日期,打开穿刺包,戴无菌手套,检查消毒指示卡;④检查包内器械是否完整(穿刺针是否通畅);⑤铺巾,以穿刺点为中心铺孔巾,注意无菌原则,不可由有菌区向无菌区方向拉动孔巾。戴手套后,不可触碰未消毒的区域或物品。

(5)麻醉:助手打开利多卡因,核对麻醉药有效日期,术者抽吸 2%利多卡因 2 mL(根据患者情况及是否有活检检查,酌情抽取相应的麻药)。首先从穿刺点水平进针,打一皮丘,垂直骨面逐层浸润麻醉至骨膜,并以穿刺点为中心,充分麻醉周围骨膜,注意每次注射之前要回抽,无血液方可注射。记录进针深度和方向。

(6)穿刺过程:①将穿刺针的固定器固定在适当长度上(可根据患者胖瘦程度及麻醉针进针深度),预留长度应该较麻醉针进针距离长 0.5～1.5 cm。术者左手拇指和食指固定穿刺处皮肤,右手持穿刺针与骨面垂直刺入,胸骨穿刺应与骨面呈 30°～40°刺入。穿刺针接触骨质后,穿刺针左右旋转进针,缓缓刺入骨质。当感到阻力突然消失且穿刺针固定后,表明针已在骨髓腔内。拔出针芯,接 10 mL 或 20 mL 无菌干燥注射器,适当力度抽取骨髓 0.1～0.2 mL。如未能抽取到骨髓液,可能是针腔被组织块堵塞,此时应重新插入针芯,稍加旋转或再刺入少许,拔出针芯,如针芯带有血迹,再次抽取可获得骨髓液,见图 1-6。②将骨髓液滴在玻片上,立即涂片。注意推片与玻片呈 30°～45°,稍用力匀速推开,制备的髓片应头、体、尾分明并有一定长度,使细沙样浅肉色骨髓小粒均匀分布。细胞形态学检查标本采集完毕后,根据需求继续抽吸获取标本进行其他检查,如细菌培养、染色体核型分析等检查。抽取完毕后,重新插入针芯。左手取无菌纱布置于穿刺处,右手将穿刺针拔出,并将纱布敷于针孔上,按压 1～2 min 后,再用胶布加压固定。嘱患者保持针孔处干燥 3 天。③骨髓穿刺结束后采集患者外周血涂片 2 张送检。骨髓片自然干燥后收集玻片,置于盒中送检,送检单上应标注患者姓名、床位号、住院号及其他临床信息。

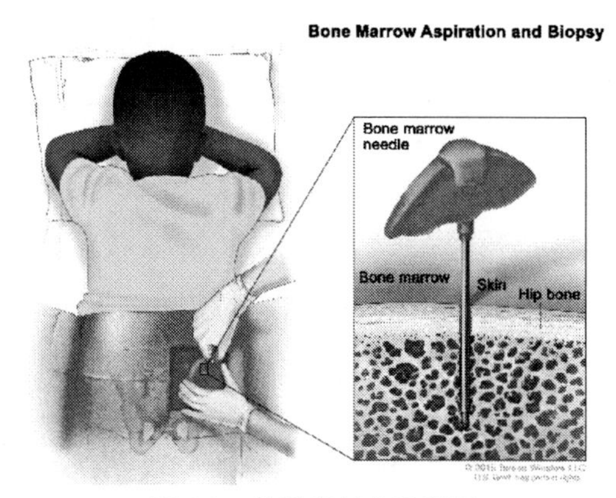

图 1-6　骨髓穿刺术示意图

(7)标本送检:①骨髓涂片和外周血涂片常规同时送检;②细胞染色体核型分析标本需要肝素抗凝 2～3 mL,分子生物学检查、流式细胞学检查使用乙二胺四乙酸(EDTA)抗凝管各 2 mL 送检,骨髓培养需要 1～2 mL 送检。

(四)操作后处理

(1)穿刺结束后,冲洗穿刺针,将用过的手套、注射器、纱布放入指定医疗垃圾桶,将穿刺包放在指定回收地点。

(2)术后嘱患者穿刺部位保持干燥,有异常询问医生。

(3)骨髓穿刺术后患者可卧床休息片刻,观察生命体征及穿刺部位是否有出血,保持穿刺部位干燥3天。

(五) 操作注意事项

(1)注意核对患者姓名,询问其有无局部麻醉药过敏史。

(2)穿刺前检查患者凝血功能,有出血倾向者应特别注意。血友病患者在未纠正凝血异常时禁做骨髓穿刺,有操作适应证需要进行骨髓穿刺时应使用替代疗法纠正凝血功能后进行。

(3)穿刺针和注射器必须干燥,以免发生溶血。

(4)穿刺针进入骨髓腔后要避免过大角度摆动,以免折断穿刺针。胸骨穿刺不可用力过猛,进针过深,以防穿透内侧骨板而发生意外。

(5)穿刺中如感到骨质坚硬难以进针,不可强行进针。应考虑大理石骨病可能,及时行X线检查以明确诊断。

(6)做细胞形态学检查时,不可抽取过多骨髓液,以免发生稀释。

(7)骨髓液较易凝固,抽出骨髓液后立即涂片。同时涂2～3张血片。

(8)血小板减少患者穿刺结束后,如果出现局部出血的情况,应适当延长按压止血的时间,切勿揉搓出血部位加重血肿形成。

(9)某些疾病骨髓中的病理变化呈局灶性改变,必须多部位穿刺。如再生障碍性贫血、恶性组织细胞病、骨髓瘤、骨髓转移癌等。某些疾病的诊断除骨髓细胞学改变之外,尚需了解骨髓组织结构的变化,以及骨髓细胞与组织之间的关系;此外,有些疾病,如骨髓纤维化、某些白血病、骨髓增生异常综合征、再生障碍性贫血,骨髓穿刺时出现干抽现象,应采用骨髓活检行骨髓组织病理学检查。另外,淋巴瘤骨髓浸润、浆细胞瘤、转移癌等疾病采用骨髓活检可提高检出阳性率。

(六) 操作后常见问题及处理措施

骨髓穿刺术后患者一般无明显不适感,偶有少量渗血、局部疼痛,给予对症处理即可。

(编者:胡宁)

四、腰椎穿刺术

实验学时:4学时

(一) 操作介绍

腰椎穿刺术是医学上一种常用的检查手段。指用腰椎穿刺针从患者腰椎间隙穿刺抽取脑脊液的有创操作。

1. 适应证

(1)留取脑脊液做各种检查,以助中枢神经系统疾病的诊断及鉴别诊断(包括中枢神经系统感染性疾病、脱髓鞘疾病、变性疾病、血管性疾病、肿瘤性疾病);(2)测量颅内压或行动力学试验以明确颅内压高低及脊髓腔、横窦通畅情况;(3)动态观察CSF变化以助判断病情、预后及指导治疗;(4)特殊检查,如脊髓造影和核素脑池扫描等;(5)鞘内注射药物治疗相应疾病(如抗生素等)。

2. 禁忌证

(1)严重颅内压增高或已出现脑疝迹象者;(2)穿刺部位的皮肤、皮下软组织或脊柱有感染时;(3)颅内占位性病变,尤其是颅后窝占位性病变;(4)脊髓压迫症的脊髓功能处于即将丧失的临界状态;(5)明显出血倾向或病情危重不宜搬动。

(二) 操作前准备

1. 操作者准备

(1)提前了解掌握腰椎的解剖:90%的人其脊髓末端位于L1和L2之间,而鞘膜囊的末端止于S2附近,两髂嵴最高点的连线通常横穿脊柱的L4棘突;(2)与患者及其家属沟通,签署穿刺同意书并告知可能的并发症;(3)操作者戴口罩、帽子,洗手。

2. 患者准备

充分了解穿刺的必要时性及目的,减少顾虑,充分配合。提前排空尿液。

3. 操作物品准备

腰椎穿刺包、测压管、无菌手套、5 mL注射器、2%利多卡因注射液、治疗盘(碘伏、乙醇、棉签、胶布、局部麻醉药等)。

（三）操作规范及流程

第一部分:操作步骤及规范。

（1）核对患者信息:核对患者姓名、性别、床号等。

（2）选择合适的体位,确定穿刺点:①患者左侧卧于硬板床上,背部与床面垂直,头部尽量向前胸屈曲,两手抱膝紧贴腹部,使躯干尽可能弯曲呈弓形;或由助手在术者对面用一手挽患者头部,另一手挽双下肢腘窝处并用力抱紧,使脊柱尽量后凸以增宽椎间隙,便于进针。②选择和确定穿刺点:通常以双侧髂嵴最高点连线与后正中线的交会处为穿刺点,此处相当于第3～4腰椎棘突间隙,也可在上一或下一腰椎间隙进行。

（3）消毒铺巾:分别用碘伏以穿刺点为中心,自内向外进行皮肤消毒,消毒范围直径约15 cm,至少消毒两遍,且第二遍范围小于第一遍。检查穿刺包有效日期,打开穿刺包外层3/4,戴无菌手套,再打开穿刺包外层剩余1/4及内层,检查穿刺包内器械是否齐全及完整,检查消毒指示卡有效性,注意穿刺针是否通畅,铺盖无菌孔巾。

（4）局部麻醉:抽取2%利多卡因注射液,在穿刺点自皮肤到椎间韧带作逐层局部浸润麻醉。注射前应回抽,观察无血液方可推注麻药。

（5）穿刺:术者用左手固定穿刺皮肤,右手持穿刺针以垂直背部,针尖稍向头部的方向缓慢刺人,成年人进针深度4～6 cm,儿童2～4 cm。当针头穿过韧带与硬脊膜时,有阻力突然消失的落空感。此时可将针芯慢慢抽出,见脑脊液流出表明穿刺成功,此时将针芯复位防止脑脊液流出过多过快出现脑疝。

（6）测压:用手固定穿刺针,嘱患者缓慢伸展头颈及下肢,接上测压管测量压力。正常成人侧卧位脑脊液压力为80～180 mmH_2O,儿童脑脊液压力为50～100 mmH_2O。

（7）标本送检:①无菌试管收集脑脊液2～5 mL送检常规(第一管标本不能送检常规及细胞学检查)、生化、细胞学、病原学检查(革兰染色)等;②如需培养应用无菌试管送检标本。

（8）腰椎穿刺完毕后放回针芯,拔出穿刺针,按压、消毒穿刺点,覆盖无菌纱布,以胶布固定,让患者去枕平卧6 h。

腰椎穿刺操作与进针位置示意图见图1-7。

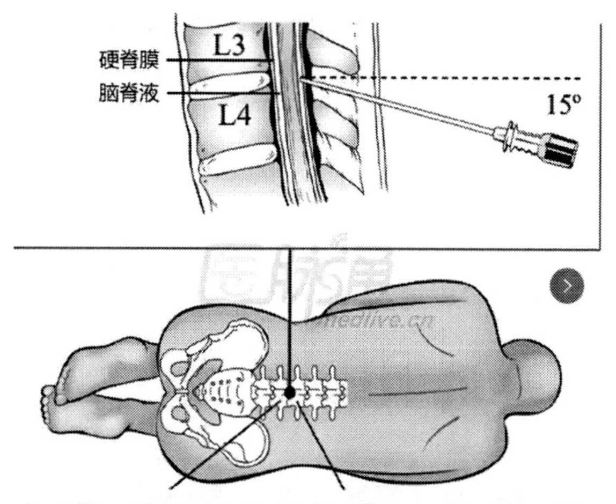

图 1-7　腰椎穿刺操作与进针位置示意图

第二部分:操作的技巧。

(1)患者头与身体应呈一直线,躯干背面应与检查台面垂直。

(2)穿刺针由穿刺点垂直脊背略向头侧偏斜刺入,向深部进针时应保持针道在中线位置,穿刺针进入后若无脑脊液流出,可将穿刺针捻转或略做深浅调节,亦可将针缓慢退出直到有脑脊液顺利滴出,若仍无脑脊液滴出。可将穿刺针退至皮下,调整方向后再行刺入。

(3)穿刺针斜面平行于脊柱,以减少对黄韧带和硬脊膜的损伤。

(4)测压时应使患者全身放松,头颈部及腰部不应过度屈曲,以免压迫颈静脉和腹腔静脉使颅内压呈假象升高。

(四)操作注意事项

(1)严格掌握禁忌证,凡是有颅内压增高者必须先做眼底检查,如有明显视乳头水肿或有脑疝先兆者,禁忌穿刺。凡患者处于休克、衰竭或濒危状态以及局部皮肤有炎症、颅后窝有占位性病变者均列为禁忌。

(2)穿刺时患者如出现呼吸、脉搏、面色异常等症状时,立即停止操作,并作相应处理。

(3)尽量使用细针穿刺,放液量不宜过多,一般为 2～4 mL,不超过 10 mL,术后至少去枕平卧 4～6 h,如术后出现低颅压综合征,嘱患者多饮水和卧床休息,严重者可每日静脉滴注生理盐水 1000～1500 mL。

(4)测压时若脑脊液上升过快,可用手指压住测压管末端,使液柱缓慢上升,如果压力较高时，应停止测压，并立即静脉滴注20%甘鼓点醇降压。

(5)全程应严格无菌操作。

(五) 操作后处理

(1)让患者去枕平卧6 h。

(2)术后再次测量患者脉搏及血压，并观察术后反应，注意并发症，如有无头痛及穿刺点有无渗血、渗液。

(3)及时进行穿刺操作的医疗文书书写。

(六) 操作后常见问题及处理措施

1. 穿刺点定位错误

不良后果：穿刺点错误，导致穿刺失败甚至损伤脊髓，引起下肢瘫痪，大小便障碍等。

防范方法：确定穿刺。确定髂后上棘连线与后正中线的交会处第3～4腰椎棘突间隙为穿刺点，选定穿刺点后做标记。如遇穿刺损伤血管，要在上一个或下一个椎间隙重新穿刺，切勿在第1～2腰椎间隙以上穿刺，以免损伤脊髓。

2. 穿刺过程中未密切观察患者反应

不良后果：(1)不能及时发现患者的主观不适或异常生命体征。(2)不能早期识别或处理并发症的发生，导致不同程度的机体损害，严重者可能出现脑疝危及生命。

防范方法：术中应严密观察患者情况(如痛苦表情、出汗、面色苍白等)及生命体征(有心电监护者)，可使用交谈的方法与患者交流主观感受，同时判断意识状态。

3. 穿刺过程违反无菌原则

不良后果：(1)穿刺点感染；(2)颅内感染。

防范方法：(1)熟知无菌原则重要性和必要性；(2)熟练掌握操作全过程；(3)穿刺过程中严格区分“无菌区”“无菌物品”；(4)手套、用物若不慎污染，及时更换。

(编者：郑东琳　孙德超)

第二章　外科基本技能操作规范

第一节　普通外科基本技能操作规范

一、外科洗手、穿脱手术衣、戴脱无菌手套

（一）操作前准备

（1）手术人员进入手术室后，必须更换手术室的专用鞋和手术衣、裤，以免将外部灰尘带入手术室内。

（2）戴帽要做到额发际、后面头发全部遮盖，不可外露。洗手衣上衣下襟应放在裤内，避免影响消毒隔离，上衣袖口平肘上 10 cm。

（3）戴好手术室专用口罩，口罩必须遮住口鼻。

（4）修剪指甲，并除去甲缘下积垢。

（5）手或臂部皮肤有破损或有化脓性感染以及患呼吸道感染者不能参加手术。

（6）穿手术衣进手术室时，双手应保持拱手姿势，上不能超过肩膀，下不能低于腰部。开手术间门时需用脚控开关，如无脚控开关可用背部顶开或请老师帮忙。

（7）穿手术室着装时，不得离开手术室。外出时必须更换外出衣及室外鞋。

（二）操作过程

1. 洗手液刷手法

（1）先用流动清水把手和上臂清洗一遍（七步洗手法），清水冲净，期间保持肘

低位双手向上。

(2)取适量洗手液涂抹、清洗双手和臂,然后取无菌刷清洁手及臂。看钟表以确定刷手时间。刷手采取由远及近,交替上升,沿一个方向顺序刷洗的原则。具体采用三段法:第一段交替刷双手,顺序依次为指端、甲缘及甲沟,由拇指到小指依次刷五指和指蹼、手背、手掌;第二段前臂,顺序为交替刷手腕、前臂、肘窝、肘关节;第三段上臂,交替刷到肘上 10 cm 处。注意刷手要求适当均匀用力,交替上行,不可逆行,不可留空白区,在指甲缝、指蹼、皮肤皱褶、肘部等区域应着重刷洗,刷手时间为 5～10 分钟。

(3)刷完手之后应用清水将洗手液冲洗干净。水龙头为自动感应或脚踏式出水,注意严禁用手触摸水龙头,双手对拢向上,保持肘部低位,先冲手部,再冲前臂,后冲上臂,使水流自然沿肘部流下。

(4)用手拿取无菌小方巾,先擦拭双手,之后对折小方巾成三角形,放置于腕部,使三角形底部朝上,另一只手牵住下垂的两角,拉紧旋转擦拭,从一侧腕部擦拭至上臂,注意不超过刷手范围;翻转三角巾,从另一侧腕部擦拭至上臂,此时可超过刷手范围。

(5)取适量消毒液涂抹手至上臂,不可超出刷手范围。

(6)保持拱手姿势,手臂不可下垂,不可触碰其他有菌物体,如触碰需重新刷手。

清洁洗手和外科手消毒见图 2-1。

第一步　清洁洗手

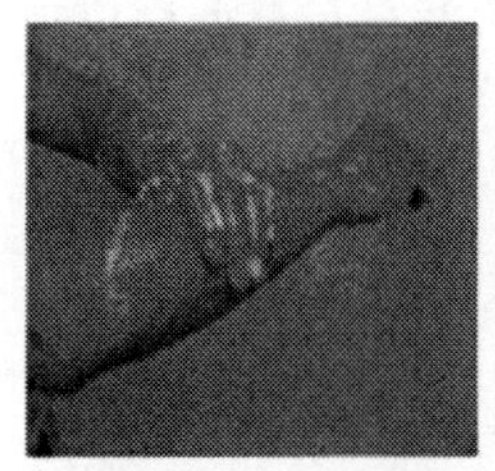
①用流动水加 3~5 mL 洗手液揉搓双手、前臂和上臂下 1/3 30 秒

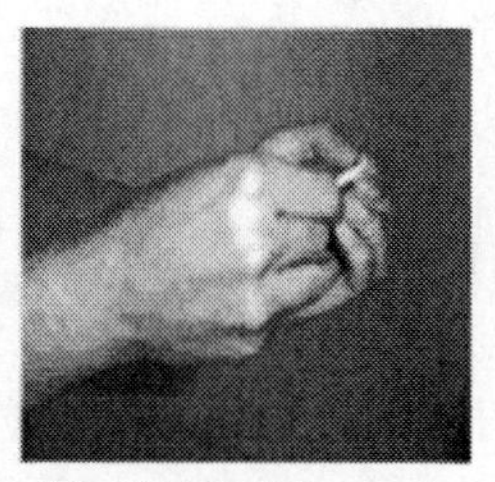
②流动水下清洁指甲

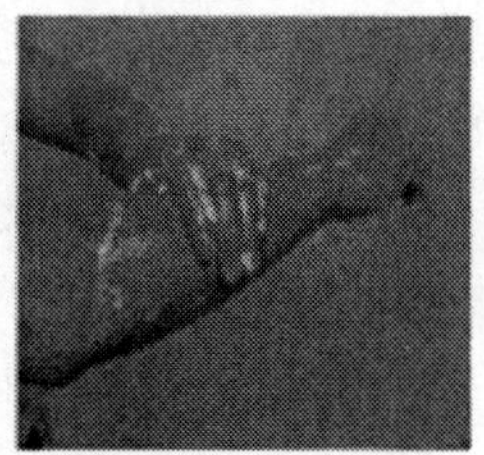
③彻底揉搓，流动水冲洗

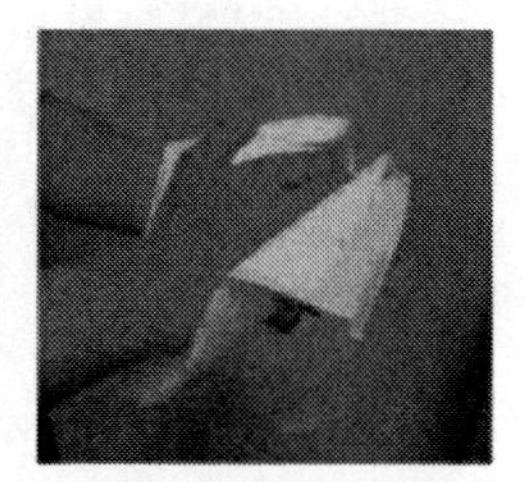
④用水彻底冲净洗手液，并擦干

第二步　外科手消毒

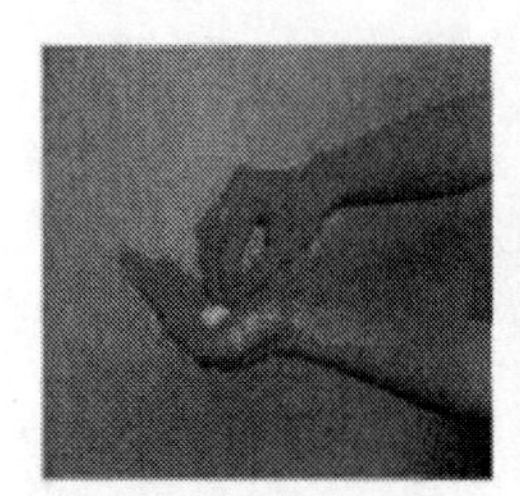
①取 2 mL 消毒剂于一手掌心，另一手指尖于该掌心内搓洗

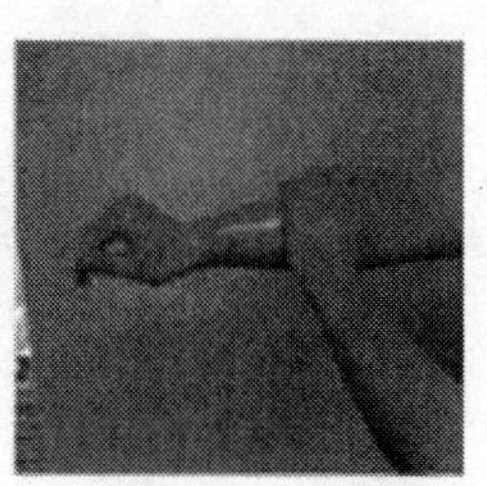
②用剩余的手消毒剂均匀涂抹于另一手上直至上臂下 1/3

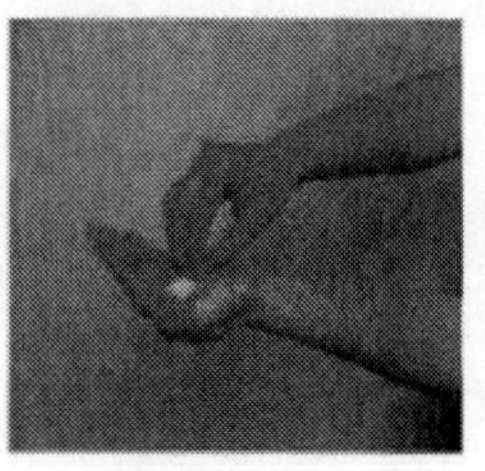
③取 2 mL 手消毒剂，换手重复①和②

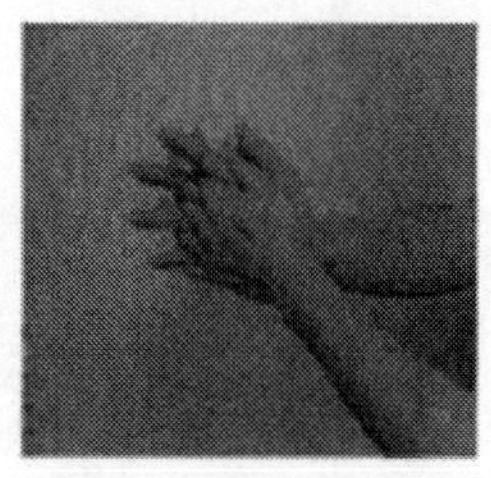
④再取 2 mL 手消毒剂，掌心相对，进行揉搓

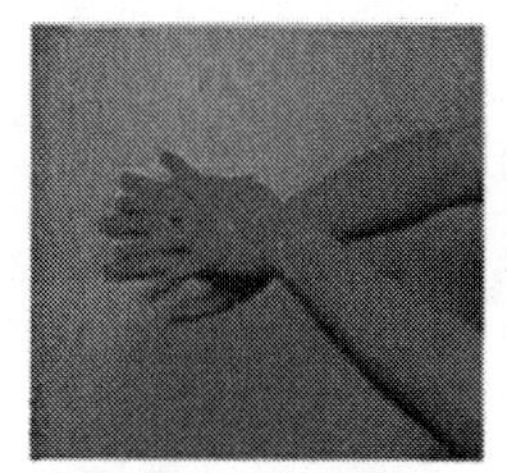
⑤掌心对掌背，双手沿指缝进行搓擦，换手进行

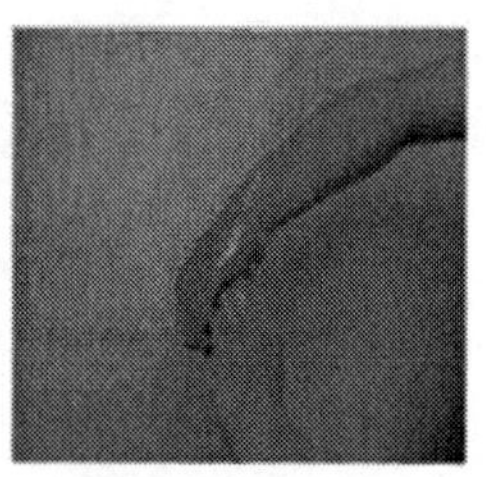
⑥弯曲指关节，双手相扣进行搓擦，换手进行

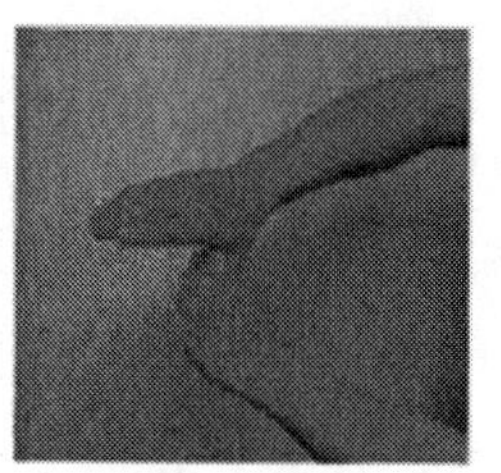
⑦一手握另一手拇指，旋转搓擦，换手进行

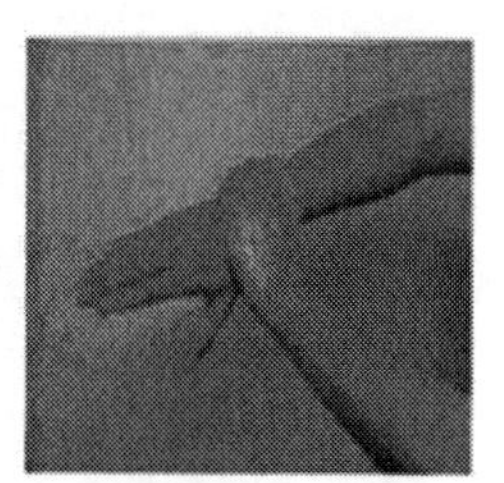
⑧揉搓双手至腕部，不断揉搓，直至手消毒剂完全干燥，再戴外科手套

图 2-1　清洁洗手和外科手消毒

2. 穿手术衣

穿全覆盖式手术衣法：(1)拿起折叠好的手术衣，初步打开，确定衣领和衣服内外侧，双手提起衣领的两角，抖开手术衣，使内侧面向自己，将手术衣轻轻抛起，双手同时伸入袖内，两臂向前平举，不能向上或向两边伸展双臂。(2)助手(巡回护士)协助拉紧衣领及后襟，手伸出袖口，护士系好背后衣带。操作者戴好手套，解开系在腰间的腰带，将一端交给洗手护士(已穿手术衣、戴手套)，操作者旋转一周，使衣服包绕后背，接过腰带，在腰间系好，见图 2-2。

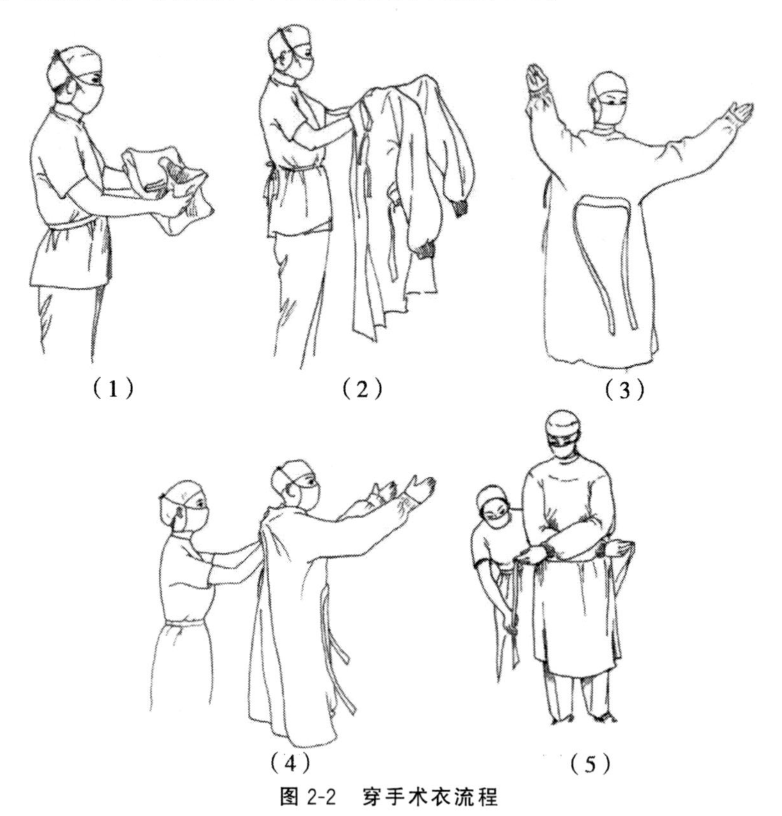

图 2-2　穿手术衣流程

3. 脱手术衣

解开腰带，请助手解开衣领和衣后结，用手抓住肩部向外翻脱手术衣再脱手套。

4. 戴无菌手套法

(1)打开手套内包装，分清左右手，用左手捏住两只手套翻折部外侧，对好两只手套，右手插入右手套，不接触手套外面。(2)用戴好手套的右手四指插入左手手套翻折部内侧，助左手插入手套内，右手不能接触皮肤，将手套翻折部翻回手术衣袖口，手套应包裹、覆盖手术衣袖。

5. 脱无菌手套法

脱手套时一手捏住另一手套外面，翻转脱下，再将脱下手套的手插入另一手套内将其翻转脱下。将用过的手套放入医疗废物黄色包装袋内。

(三) 操作注意事项

(1)刷手时应特别注意甲缘、甲沟、指蹼、大拇指内侧、手掌纹、前臂尺侧及皮肤皱褶等处的重点刷洗。

(2)冲洗时应始终保持手朝上肘朝下的姿势，防止水从肘部以上流向前臂及手。

(3)擦手时注意毛巾用过的部分不能再使用，擦过肘部的毛巾不可再擦前臂，抓毛巾的手不可接触毛巾用过的部分。

(4)洗手消毒完毕后，手要保持拱手姿势，远离胸部 30 cm 以外。

(5)手臂皮肤经化学消毒后，细菌数目大大减少，但仍不能认为绝对无菌，在未戴无菌手套以前，不可直接接触已灭菌的手术器械等物品。

(6)穿手术衣时应选择空旷位置，防止穿衣时碰到其他物品。

二、消毒铺巾

(一) 操作前准备

(1)了解不同手术区皮肤消毒范围，选择合适的消毒方式。各部位手术皮肤消毒范围界定不同，但总原则应包括手术切口周围 15～20 cm 的区域。

(2)根据消毒的原则、患者的感染部位选择不同的消毒方式：①离心形消毒：清洁刀口皮肤消毒应从手术野中心部位开始向周围涂擦；②向心形消毒：感染伤口或肛门、会阴部的消毒，应从手术区外周清洁部向感染伤口或肛门、会阴部涂擦。

(3)熟悉消毒的方式及其适用范围:①环形或螺旋形消毒用于小手术野的消毒;②平行或叠瓦式消毒用于大手术野的消毒。

(4)患者准备:①手术区域皮肤清洁、备皮;②摆好合适体位;③做好切口标记。

(5)医师的准备:①换好洗手衣、裤、鞋,戴口罩、帽子;②与巡回护士、麻醉师一起三方核对患者的姓名、性别、年龄、科室、床号、疾病、手术类型、手术同意书及授权委托书,并在安全核查表上签名;③洗手。

(6)器械准备:手术用器械包、敷料包,无菌治疗盘,卵圆钳,消毒剂(碘伏),污物桶1个。

(二)操作过程

(1)第一助手洗手后双手保持拱手姿势,接过器械护士手中盛有消毒液的无菌治疗盘、消毒钳和无菌棉球。

(2)至手术床旁,左手持治疗盘,右手持消毒钳(卵圆钳),消毒钳头部朝下夹取消毒棉球,浸蘸消毒液(消毒钳头部永远不能高于钳尾)。

(3)从切口中心开始,由内向外消毒切口周围15～20 cm范围(清洁刀口皮肤消毒采用离心形消毒方法,感染伤口或肛门、会阴部的消毒采用向心形消毒)。

(4)左、右两边对称叠瓦式消毒,每次覆盖前一次的1/3～1/2,消毒不留空白。

(5)以同样的方式再次涂布消毒液两遍,共三遍消毒,每次范围小于前一次。

(6)消毒结束后,消毒者双手从器械护士双手内侧接过第一块无菌巾(近切口侧的无菌巾向下反折1/4,反折部朝下),距皮肤10 cm以上高度放下盖住切口的下方,然后铺置于手术野对侧、上方,第4块无菌巾盖住铺巾者的贴身侧。

(7)铺完无菌巾后,铺巾者应再用消毒剂涂擦手臂,穿手术衣,戴无菌手套,铺大单。

(8)铺大单时洞口对准手术区,指示大单头部的标记应位于切口上方。两侧铺开后,先向上展开,盖住麻醉架,再向下展开,盖住手术托盘及床尾,遮盖除手术区以外身体所有部位。

(三)操作后处理

(1)每次消毒后,将用过的纱布放入指定医疗垃圾桶。

(2)消毒后消毒钳和治疗碗不可放回手术器械台。

（四）操作注意事项

（1）面部、口唇和会阴部黏膜、阴囊等处，不能耐受碘伏的刺激，宜用刺激性小的消毒液来代替。

（2）清洁伤口应以切口为中心向四周消毒，感染伤口或肛门处手术则应由手术区外周开始向感染伤口或肛门处消毒。已接触消毒范围边缘或污染部位的消毒纱布不能再返擦清洁处，消毒范围要包括手术切口周围 15～20 cm 的区域，如有延长切口的可能，则应扩大消毒范围。

（3）棉球勿蘸过多消毒液，以免流散他处，烧伤皮肤。

（4）消毒者双手勿与患者皮肤或其他未消毒物品接触，消毒用钳不可放回手术器械台。

（5）铺巾者与洗手护士的手不能接触，应于洗手护士两手内侧接单。

（6）铺巾时每块无菌巾（单）的反折部靠近切口，并且反折部向下。

（7）消毒的手臂不能接触靠近手术区的无菌敷料，铺单时双手只接触无菌巾（单）的边角部。

（8）放下的无菌巾（单）不能移动。若位置不正确，只能由手术区向外移动，否则重新铺新的无菌巾。

（9）铺无菌巾单时如被污染应当即更换。

（10）大单的头端应盖过手术架，两侧和足端部应垂下超过手术台边缘 30 cm。

三、手术切开

（一）操作前准备

（1）明确切开的原则：①按正常的局部解剖结构；②不损伤重要的血管、神经；③不影响局部的生理功能。

（2）了解切开注意要点：①直视下进行，切口大小以方便手术操作为原则；②刀刃与皮肤垂直，力求一次完成，避免中途起刀再切，由浅至深，逐层切开；③深层、浅层大小一致。

（3）了解正确的安装、拆卸刀片方法：①刀尖对外侧；②用持针器夹刀刃的背侧上方（安装刀片时）或下方（拆卸刀片时）。

（4）掌握不同执刀方式的适应证：①执弓式：用于较长的皮肤切口及腹直肌前

鞘的切开。②执笔式：动作的主要用力在指部，为短距离精细操作，用于解剖血管、神经、腹膜。③握持式：全手握持刀柄，拇指与食指紧捏刀柄刻痕处。此法控刀比较稳定。操作的首要活动力点是肩关节，用于切割范围广、组织坚厚、用力较大的切开，如截肢、肌腱切开、较长的皮肤切口等。④反挑式：全靠在指端用力挑开，多用于脓肿切开，以防损伤深层组织。

（二）操作过程

通常用持弓式或持笔式。

(1)切开前再消毒一次。

(2)用血管钳检查切口麻醉情况。

(3)通知麻醉医师切开时间(非局部麻醉情况下)。

(4)术者与第一助手固定皮肤。

(5)刀刃与皮肤垂直，一次切开皮肤、皮下组织(电刀除外)，用力不应过猛。

(6)切开皮肤后，可用电刀切开深部组织。

(7)如果是切开腹膜，还应注意下列程序：①术者与第一助手交替提起腹膜，用刀柄或手指检查确保没有夹到下方的其他组织；②在两钳之间先用剪刀剪开小口，再稍加以扩大；③术者与助手分别用弯止血钳直视下钳夹对侧的腹膜(可以与腹直肌后鞘一起)，并向上方提起；④直视下扩大腹膜切口至与皮肤切口大小一致(或稍大)；⑤完全打开腹腔后探查。

（三）操作后处理

(1)皮肤切开后需注意更换刀片或更换电刀。

(2)皮肤切开后需要注意切口的保护。

四、外科缝合

（一）操作前准备

(1)了解各种型号丝线的规格和临床常规用途。

(2)了解各种缝针的规格和用途：手术缝针按结构分针尖、针身及针孔(针眼)。按针尖形状分圆形和三角形两种，按针身弯曲度分为弯形、半弯形和直形。现将目前常用的几种缝针介绍如下：

①圆形缝针：主要用于柔软容易穿透的组织，如腹膜、胃肠道及心脏组织，穿过时损伤小。

②三角形缝针:适用于坚韧的组织。其尖端是三角形的,针身部分是圆形的。

③三角形角针:针尖至带线的部位皆为三角形,用于穿透坚韧难穿透的组织,如筋膜及皮肤等。

④钉皮器:装入特制钉匣内,多用于缝合皮肤及矫形外科。

⑤损伤缝针:附于缝线的两端,多用于血管吻合及管状或环形结构时,亦用于连续缝合,如肠道吻合和心脏手术时,有弯针和直针两种。

手术缝针的型号有大小、弧度、横截面等不同。选用以上各种类、各型号的缝针时,应选用大小不同的持针钳搭配,避免搭配不当造成针体弯曲或折断,影响手术进行。

(3)正确的夹针和穿线的手法:①用持针器的前 1/3 处加持针的后 1/3 处;②针尖向外穿线;③回头线 1/3,并顺势将两股线一起夹在持针器前端的空隙里;④一般情况下针与持针器方向垂直,但根据具体缝合方向可以适当调整针的角度。

(二) 操作方法

1. 缝合的基本要领

(1)进针:缝合时左手执有齿镊提起组织边缘,右手执持针,垂直于组织,用腕臂力由外旋进,顺针的弧度刺入皮肤,经皮下从对侧切口皮缘穿出。

(2)拔针:针体的前半部穿过被缝合组织后,即可用镊夹住针体向外沿针体弧度方向拔针,同时持针钳夹住针体后半部进一步前推,协助拔针。

(3)出针:当针要完全拔出时,阻力已很小,可松开持针器,单用蹑子夹针继续外拔,持针器迅速转位再夹针体(后 1/3 弧处),将针完全拔出。

(4)结扎:将针拔出后,使组织创缘对合,然后进行结扎。

(5)第一助手打结,第二助手剪线。

(6)缝合过程中注意三垂直,即进针时针尖与皮肤垂直,针体与切口垂直,出针时针尖与皮肤垂直。

2. 缝合法基本种类

(1)单纯缝合法:使切口创缘的两侧直接对合的一类缝合方法,如皮肤缝合。

①单纯间断缝合:操作简单,应用最多。每缝一针单独打结,多用在皮肤、皮下组织、肌肉、腱膜的缝合,尤其适用于有感染的创口缝合。缝合皮肤时,一般针距 1～2 cm,边距 0.5～1 cm。

②连续缝合法:在第一针缝合后打结,继而用该缝线缝合整个创口。结束前

的一针，将重线尾拉出形成双线，留在对侧与重线尾打结固定。

③“8”字缝合：缝针斜着交叉缝合呈“8”字，常用于张力较大的肌腱缝合。

④连续毯（锁）边缝合法：操作省时，止血效果好。多用于胃肠道吻合的后壁全层缝合，或用于游离植皮时边缘的固定缝合。

⑤贯穿缝合法：也称缝扎法或缝合止血法，此法多用于钳夹的组织较多，单纯结扎有困难或线结容易脱落时。

⑥减张缝合：用于缝合处组织张力大，患者全身情况较差时，为防止切口裂开可采用此法，主要用于腹壁切口的减张。缝合线选用较粗的丝线或不锈钢丝，在距离创缘 2～2.5 cm 处进针，经过腹直肌后鞘与腹膜之间，均由腹内向皮外出针，以保层次的准确性，亦可避免损伤脏器。缝合间距 3～4 cm，所缝合的腹直肌鞘或筋膜应较皮肤稍宽，使其承受更多的切口张力。结扎前将缝线穿过一段橡皮管做的枕垫，以防皮肤被割裂，结扎时切勿过紧，以免影响血液运行。

(2)内翻缝合法：将缝合组织的边缘向内翻入，外面保持平滑。如胃肠道吻合和膀胱的缝合。

①间断垂直褥式内翻缝合法：又称伦孛特（Lembert）缝合法，常用于胃肠道吻合时缝合浆肌层。从切缘 0.4～0.5 cm 进针，距切缘 0.2cm 处穿出，跨吻合口，再由对侧 0.2 cm 进针，0.4～0.5 cm 处出针。注意不要缝合全层。

②间断水平褥式内翻缝合法：又称何尔斯得（Halsted）缝合法，多用于胃肠道浆肌层缝合或修补胃肠道穿孔。

③连续水平褥式内翻缝合法：又称库欣（Cushing）缝合法，如胃肠道浆肌层缝合。

④连续全层水平褥式内翻缝合法：又称康乃尔（Connells）缝合法，如胃肠道全层缝合。

⑤荷包缝合法：在组织表面以环形连续缝合一周，结扎时将中心内翻包埋，表面光滑，有利于愈合。常用于胃肠道小切口或针眼的关闭，阑尾残端的包埋，造瘘管在器官的固定等。

⑥半荷包缝合法：常用于十二指肠残角部、胃残端角部的包埋内翻等。

(3)外翻缝合法：将缝合组织的边缘向外翻出，内面光滑。被缝合或吻合的空腔之内面保持光滑，如血管的缝合或吻合、腹膜缝合及减张缝合。也用于缝合较松弛的皮肤（阴囊、老年人和经产妇腹壁），以防止皮缘内卷而影响愈合。

①间断垂直褥式外翻缝合法：用于松弛皮肤的缝合，皮肤缝合线保留 0.5～

0.8 cm,以利于拆线。

②间断水平褥式外翻缝合法:用于皮肤缝合。

③连续水平褥式外翻缝合法:多用于血管壁吻合。

④皮内缝合法:可分为皮内间断及皮内连续缝合两种方法。皮内缝合应用眼科小三角针、小持针钳及0号丝线。缝合要领:从切口的一端进针,然后交替经两侧切口边缘的皮内穿过,一直缝到切口的另一端穿出,最后抽紧,两端可作蝴蝶结或纱布小球垫。常用于外露皮肤切口的缝合,如颈部甲状腺手术切口。其缝合好坏与皮下组织缝合的密度、层次对合有关。如切口张力大,皮下缝合对拢欠佳,不应采用此法。此法缝合的优点是对合好,拆线早,愈合瘢痕小,美观。

(3)剪线法:术者在打结完成后,将双线合拢提起,助手持剪,用"靠、滑、斜、剪"4个动作剪线,先手心朝下,剪稍张开,以剪的一刃靠紧提起的线,沿线的锐角侧向下滑至线结处,再将线剪倾斜将线剪断,器械的角度取决于需要留下线头的长短,一般丝线留线头1～2 mm,羊肠线留线头3～5 mm,不锈钢丝留5～6 mm并将钢丝两段端拧紧。皮肤缝线的线头可留0.5～1 cm,便于拆线。

不同的缝合种类见图2-3。

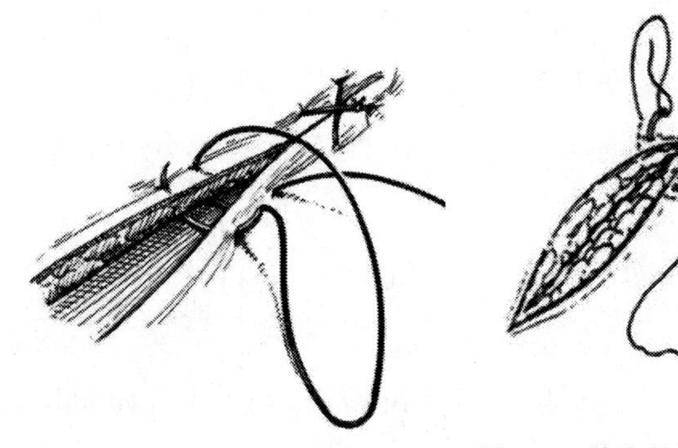
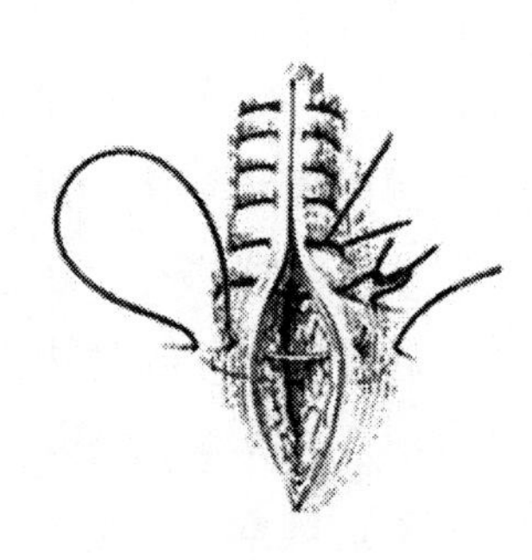

图2-3 缝合的不同种类

(三)操作注意事项

(1)缝合后应使皮缘对合良好,创缘皮肤轻度外翻,呈半圆柱状,避免皮肤内翻;皮肤缝合后应该用纱布沿伤口方向卷滚,清除皮下残余的积液。

(2)切口两创缘缝合组织深度相当,防止厚薄不一。

(3)皮肤缝合时,一般要连同适当皮下组织或深筋膜一起进行,防止缝合后遗留死腔形成血肿。

(4)松紧适中。结扎过松,组织对合不贴实,易遗留间隙形成积液;结扎过紧,被结扎的组织易发生缺血、肿胀、切割、感染。

(5)切口张力较大时应做减张切口，注意防止血液循环障碍。缝口完毕后应用纱布滚动挤压以排出积血。

(6)缝线对组织而言都是异物，应尽量减少缝线的用量和过多残留。

(7)缝合后线的抗张力与缝合的密度有关，而不是缝线的粗细。

(8)连续缝合的力量分布较均匀，抗张力较间断缝合强。但一旦断裂则全部松脱导致伤口裂开，一旦感染更难处理。

五、结扎止血及打结

(一) 操作前准备

1. 明确常用止血方法适用的临床情况(适应证)

(1)压迫止血：①适用于较广泛的创面渗血；对较大血管出血一时无法显露出血点时，可暂时压迫出血，在辨明出血的血管后，再进行结扎止血；②一般创面渗血用纱布直接压迫数分钟，即可控制止血；③渗血较多时，可用生理盐水纱布压迫创面 3～5 min，可较快控制渗血；④出血量大、病情危急时，可用纱布条或纱布垫填塞压迫止血，一般 3～5 天病情稳定后再逐步取出。

(2)钳夹、结扎止血：结扎止血是常用的止血方法，先用止血钳的尖端对准出血点准确地夹住，然后用适当的丝线结扎和缝扎；缝扎止血：适用于较大血管或重要部位血管出血。先用止血钳钳夹血管及周围少许组织，然后用缝针穿过血管断端和组织并结扎，可行单纯缝合或“8”字缝合。

(3)电凝止血：利用高频电流凝固小血管止血，实际上是利用电热作用使血液凝结、碳化。适用于皮下组织小血管的出血和不适宜用止血钳钳夹结扎的渗血。但不适用于较大血管的止血，伤口有污染时易引起感染。操作时可先用止血钳将出血点钳夹，然后通电止血，也可用单极或双极电凝镊直接夹住出血点止血。

(4)局部药物止血：用可以吸收的止血药物填塞或压迫出血、渗血处，以达到止血目的。常用的有吸收性明胶海绵、羟甲基纤维素纱布及中草药提取的止血粉等。

(5)血管修补：适用于血管破裂且仍需保留血管以维持其功能时，修补过程中要注意进针深度，不可将血管缝闭。

(6)其他：骨髓腔出血时可用骨蜡封闭止血，四肢的出血用止血带。

2. 常用外科结

了解常用外科结的种类：常用的有方结、三叠结和外科结三种。

(1)单结(half hitch):是外科结扣的基本组成部分,易松脱、解开,仅用于暂时阻断,如胆囊逆行切除暂时阻断胆囊管,而永久结扎时不能单独使用单结。

(2)方结(square knot)又名平结:由方向相反的两个单结组成,为手术中最常用的结扎方式。其特点是结扎线来回交错,着力均匀,打成后愈拉愈紧,不会松开或脱落,因而牢固可靠。用于结扎小血管和各种组织缝合的打结。

(3)三叠结(triple knot/extra half hitch on reef knot)又名三重结或加强结:是在方结的基础上再加上一个单结,共三个结,第三个结和第一个结的方向相同。三叠结可加强结扎线间的摩擦力,防止线松散滑脱,因而牢固可靠,常用于有张力的缝合,大血管、瘤蒂的结扎或羊肠线、尼龙线等的打结。注意第一结必须保持缚紧状态。

(4)外科结(surgical knot):第一个结的线圈绕两次,使接触面扩大,摩擦面增加,打第二个结时不易滑脱和松散,比较牢固可靠,可用于结扎大血管。

常见外科结打结方法见图 2-4。

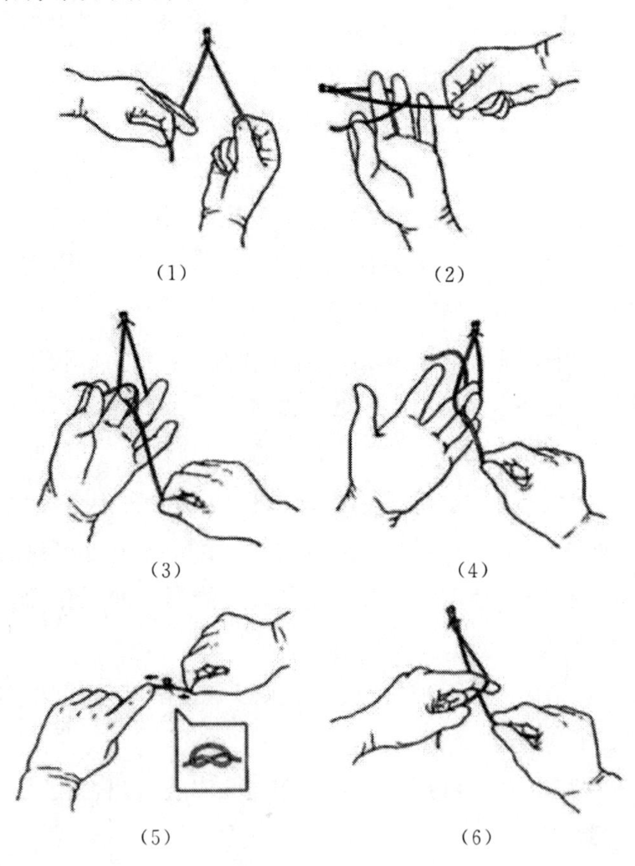

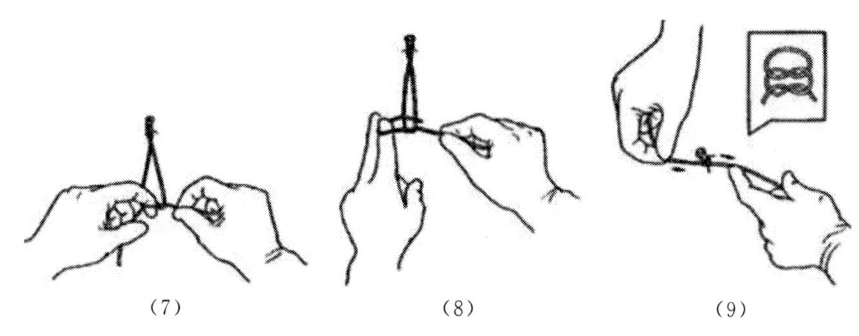

(7)　　(8)　　(9)

图 2-4　外科结打结方法

3. 不宜于手术中采用的结

了解不宜于手术中采用的结：假结、滑结、松结

(1)假结(顺结、十字结)(false knot)：为两个方向相同的单结，其张力仅为方结的 1/10，结扎后易自行松散、滑脱。

(2)滑结(sliding knot/slip knot)：两个单结的形式与方结相同，但由于在打结的过程中将其中一个线头拉紧，只用了另一个线头打结所造成。此结打后易滑脱。改变拉线力量分布及方向即可避免。

(3)松结：第一个结或第二个结松弛，未扎紧而不牢固。

(二) 操作过程

1. 单纯结扎止血

先用止血钳尖钳夹出血点，然后将丝线绕过止血钳下的血管和周围少许组织，结扎止血。结扎时，持钳者应先抬起钳柄，当结扎者将缝线绕过止血钳后，下落钳柄，将钳头翘起，并转向结扎者的对侧，显露结扎部位，使结扎者打结方便。当第一道结收紧后，应立即以放开和拔出的动作撤出止血钳，结扎者打第二道结。遇到重要血管在打好第一道结后，应在原位稍微放开止血钳，以便第一道结进一步收紧，然后再夹住血管，打第二道结，之后再重复，第二次打结后方可松开。同一血管两道线不能结扎在同一部位，须间隔一些距离；结扎时收线不宜过紧或过松，过紧易拉断线或切割血管导致出血，过松可引起结扎线松脱出血。

2. 打结

打结是外科手术中十分重要的技术，术中止血与缝合都离不开结扎，可以说它贯穿在外科操作的全程，是最基本的操作之一。临床上采用丝线结扎最多，其重要原因是丝线柔韧性高、质软、拉力好、操作方便、不易滑脱、组织反应轻，能耐高温消毒，价廉。操作所用丝线的品类，要以张力足够而又遗留异物最少为原则。各种方法各有优缺点，术中根据结扎部位灵活使用。下面就介绍一些常用打结的方法与技巧：

①打结递线：术中打结递线一般有手递线法和器械递线法两种。递线后根据结扎线的两端是否交叉而分为交叉递线和非交叉递线。对于交叉递线来说，第一个单结为右手示指结，作结后双手可直接拉紧结扎线，无需再作交叉；如果是非交叉递线，第一个单结为右手中指结，作结后双手需交叉以后才能拉紧结扎线。

②单手打结法(one hand technique)：较常用，简便迅速。左、右手均可作结。术中应用最广泛，应重点掌握和练习。

③双手打结法(two hand technique)：分别以左、右手用相同的方法打成两个交叉结，对深部或组织张力较大的缝合结扎较为方便可靠。适于作外科结。但较繁琐，浪费时间。

④器械打结法(instrument tie，又称持钳打结法)：一般左手捏住缝合针线一段，右手拿持针器或血管钳打结，用于连续缝合、深部操作、线头较短以及一些精细手术时。此种方法不影响视野，节省时间，缺点是缝合有张力时不易扎紧。

⑤深洞打结(deep tie)：盆腔深部常用，不论用手或止血钳，在第一道线结起后，将一线拉紧，用另一手将线结推下，同样以相反方向结扎第二个线结。

(三) 操作注意事项

(1)钳夹止血时必须看清出血的血管，然后再行钳夹，不宜钳夹血管以外的过多组织。

(2)无法确认出血血管时，可先用纱布压迫，再用止血钳钳夹。不宜盲目乱夹，尽可能一次夹住。

(3)对大、中血管，应先分离出一小段，再用两把止血钳夹住血管两侧，中间切断，再分别结扎或缝扎。

(4)结扎血管必须牢靠，以防滑脱。对较大血管应予以缝扎或双重结扎止血。特别需要注意的是，止血钳不能松开过快，这样会导致结扎部位的脱落或结扎不完全而导致出血，更危险的是因结扎不准确导致术后出血。

(5)钳的尖端应朝上，以便于结扎。撤出止血钳时钳口不宜张开过大，以免撑开或可能带出部分结在钳头上的线结，或牵动结扎线撕断结扎点而造成出血。

(6)结扎常用的有方结、外科结、三叠结。其中方结最为常用，对于大血管或有张力缝合后多用外科结，对于较大的动脉及张力较大的组织缝合则多用三叠结。

(7)结扎之前，需将丝线在生理盐水中浸湿，然后再进行结扎，以增加线的质量，便于操作，并增加摩擦力，使线结牢固。

(8)打结时，每个方结的第一个单结与第二个单结方向不能相同，否则就成假结，容易滑脱。两手用力应均匀，否则亦可成为滑结，应避免。深部打结时用一个手指按压线结附近，逐渐拉紧，要求两手用力点与结扎点成一直线，即三点一线。不可成角或向上提起，否则易造成组织撕脱或线结松脱。

(9)打结时，每一个单结打完后线结不能有缠绕，否则应交叉调整位置。如有缠绕，打结后稍用力丝线容易断裂。

(10)打结时，用力应缓慢均匀，两手的距离不宜离线结太远，否则均易将线扯断或未扎紧而滑脱。

(11)遇张力大的组织结扎时，往往打第二结时第一结扣已松开，此时可在收紧第一结扣以后，助手用一把无齿镊或血管钳夹住结扣(线不松动但不扣紧，以免伤线)，待第二结扣收紧时再移除器械。

(12)正确的剪线方法是：术者结扎完毕后，将双线尾并拢提起，助手将线剪微张，顺线尾向下滑至线结上端，再把剪刀略倾斜，将线剪断，留存线头 2～3 mm。

六、体表肿块切除术

(一) 操作前准备

(1)手术适应证：全身各部位的良性肿瘤，如皮脂腺囊肿、脂肪瘤、神经纤维瘤、表皮样囊肿、皮样囊肿、腱鞘囊肿等。

(2)手术禁忌证：①诊断明确的不可切除的恶性肿瘤；②巨大体表血管瘤；③脓肿；④患者一般情况差，不能耐受手术；⑤患者凝血功能异常者。通常此类为择期手术，务必全面评估患者全身情况。

(3)操作者准备：与患者和家属沟通说明手术的目的和必要性。

(4)操作物品准备：络合碘，消毒纱布，注射器(5 mL)，门诊手术包，胶布，剪刀，刀片(尖、圆)，各种型号缝针，1 号丝线等。

(二) 操作步骤

(1)核对患者，与患者沟通，签署手术同意书。自我介绍，解释手术目的，交代术中注意事项。

(2)体位：依肿瘤所在部位而定。原则是手术野尽量在正上方并让患者保持舒适体位，不影响患者的呼吸和循环方可。手术时间如果偏长，还要避免对周围神经的卡压。

(3)麻醉:成年人通常用利多卡因局部浸润、区域阻滞或神经阻滞麻醉。儿童可以考虑静脉复合麻醉。

(4)标记切口(尤其对肿块较小或位置较深者)。

(5)手术野消毒(清洁伤口以切口为中心,污染切口由外周到中心,范围 10～15 cm)。

(6)覆盖无菌洞巾,沿切口用 0.5%～1%利多卡因溶液行皮内、皮下逐层浸润麻醉。根据肿瘤大小、性质不同而采用梭形或纵行切口。

(7)切开皮肤后,用组织钳将一侧皮缘提起,用剪刀沿肿瘤或囊肿包膜外作钝性或锐性分离,其间注意对较粗大血管和神经的保护。

(8)依同法分离肿瘤或囊肿的另一侧及基部,直到肿瘤或囊肿完全摘除。若分离时不慎刺破囊肿,应先用纱布擦去其内容物,然后继续将囊肿壁全部摘除。如果是腱鞘囊肿,需将囊肿连同其茎部的病变组织以及周围部分正常的腱鞘及韧带彻底切除,以减少复发机会。

(三) 操作后处理

(1)肿块切除后,需检查肿块是否完整,术野是否有肿瘤残余,是否有活动性出血。一般不用清洗伤口,但如果术中肿瘤破裂,特别是皮脂腺囊肿或感染性病灶,则需要用过氧化氢溶液及生理盐水清洗术野。

(2)消毒皮肤,缝合切口。清洁伤口一般不置引流;如果为皮脂腺囊肿破裂,或术野被污染,则需放置引流。术后根据伤口的具体部位及情况拆线。

(3)切取标本置于 4%甲醛溶液中固定,送病理检查。如需要送快速病理检查,则不能固定,直接送病理科。

(四) 操作注意事项

(1)严格掌握肿块切除的适应证和禁忌证。

(2)如果有两个以上的肿块需要切除(开),则注意手术的先后顺序。

(3)注意是否需要放置引流。

七、脓肿切开引流术

(一) 操作前准备

1. 明确需要脓肿切开引流术的临床情况(适应证)

(1)急性化脓性感染已局限形成脓肿者均应行脓肿切开引流术;(2)表浅脓

肿,表面有波动感者;(3)深部脓肿,诊断性穿刺可抽吸出脓液或B超提示局部有脓肿存在者。

2. 判断患者是否可以进行脓肿切开引流术,明确禁忌证

(1)有全身出血性疾病者;(2)化脓性炎症早期尚未形成脓肿者;(3)抗生素治疗有效,炎症有吸收消退趋势者。

3. 术前准备

(1)测量生命体征,全面评估患者是否能耐受麻醉和手术;(2)再次根据B超、X线摄影和CT以及诊断性穿刺等检查,明确脓肿部位;(3)监测血常规和凝血功能,排除全身出血性疾病;(4)病情危重、全身中毒症状明显者,应给予有效抗生素治疗,注意纠正患者水、电解质失衡,重度贫血者应输新鲜血以纠正贫血、低蛋白血症;(5)向患者及家属解释操作的必要性、目的和危险性,取得患者及家属同意并签署手术同意书。

4. 操作物品

(1)脓肿切开包(内含无菌杯、棉球、治疗碗、孔巾、巾钳、尖刀片、刀柄、止血钳、有齿镊、组织剪、线剪、持针器、三角针、3－0号线,纱布若干,弯盘等);(2)10 mL注射器2支,2%利多卡因注射液,引流条、胶带,3%过氧化氢,生理盐水500 mL,手术衣、无菌手套,抢救车1台。

5. 术者与患者沟通

介绍自己,核对患者姓名、性别、床号等。同时嘱咐患者操作前注意事项(保持体位,术中不适应及时报告医生)。

(二) 操作过程

(1)在手术室内根据脓肿部位协助患者摆好体位,暴露手术部位,标记切口。

(2)消毒铺巾:①术者手术洗手,消毒杯内放置棉球,由助手倒入消毒液;②术者消毒手术区域(自内向外进行皮肤消毒,消毒范围直径约15 cm);③术者再次洗手,穿手术衣,戴无菌手套解开穿刺包,铺孔巾,注意孔巾中心对准手术中心。

(3)麻醉:①浅表脓肿可采用利多卡因局部浸润麻醉,但应注意注射药物应从远处逐渐向脓腔附近推进,避免针头接触感染区域;②深部或较大脓肿则宜采用如硫喷妥钠或氯胺酮等静脉麻醉。

(4)切开排脓:①于脓肿中央(波动感最明显处)用刀尖刺入,见脓液流出表示已刺入脓腔,然后用刀向上反挑扩大切口,即可排出脓液;②注射器抽吸部分脓液置入培养管中,待细菌培养和药物敏感试验;③排净脓液,以手指伸入脓腔,探查

其大小、位置以及形态，据此考虑是否延长切口。脓腔内有纤维隔膜将其分隔为多个小房者，应用手指钝性分离，使之变为单一大脓腔，以利引流：术中切忌动作粗暴而损伤血管导致大出血，或挤压脓肿造成感染扩散；④软组织深部脓肿，切开皮肤、筋膜后，用紧闭的血管钳插入脓腔，然后将血管钳的尖端缓慢张开，也可先行穿刺抽脓液，并以穿刺针为引导，切开脓肿，弄清脓肿局部解剖关系，再扩大切口.放置引流；⑤3%过氧化氢、生理盐水反复冲洗脓腔至干净；⑥放置盐水纱条或引流条引流，引流物不宜填塞过紧，以免引流不畅；⑦外层无菌敷料覆盖，胶布固定。

脓肿切开引流术见图 2-5。

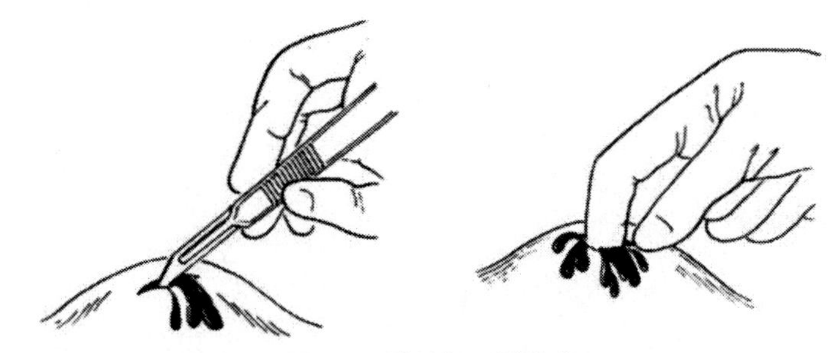

图 2-5　脓肿切开引流术

（三）操作后处理

(1)手术结束后，将用过的手套、注射器、纱布放入指定医疗垃圾桶，针头、刀片放入锐器盒。

(2)帮助患者恢复体位，整理衣物，做好术后注意事项宣教。

(3)术后根据引流液量决定换药频率，如敷料外层浸湿应立即更换，如没有浸湿早期应每天换药，以后根据引流情况可逐渐延长换药间隔。

(4)术后根据脓液培养结果或药物敏感试验结果确定抗生素类型。

(5)注意针对全身情况的治疗。

（四）操作注意事项

(1)浅表脓肿切口应在波动最明显处，而深部脓肿切开引流前应先行穿刺抽脓，并以穿刺抽出脓液的针为引导切开脓肿。

(2)切开引流的切口要足够大，其位置应低，便于引流。不做经关节区的纵行切口，以免瘢痕挛缩，影响关节运动功能。

(3)脓肿切开引流应遵循无菌操作原则，防止混合感染。

(4)凡切开引流之脓腔均应放置引流物。如脓腔较大，引流物应用缝线与皮肤妥善固定，或以安全别针将其固定，防止其坠入脓腔，造成异物存留，影响伤口愈合。

(5)穿刺或切开引流，均应取少量脓液作细菌培养和药物敏感试验。

(6)如伤口渗血较多，不应盲目止血，引流物加压填塞可起到止血作用。

八、换药、拆线、引流术

(一) 操作前准备

1. 明确换药目的

(1)观察切口愈合情况，以便酌情给予相应的治疗和处理；(2)清洁切口，去除异物、渗液或脓液，减少细菌的繁殖和分泌物对局部组织的刺激；(3)切口局部外用药物，促使炎症局限，或加速切口肉芽生长及上皮组织扩展，促进切口尽早愈合；(4)保护切口，避免再损伤；(5)预防及控制切口继发性感染。

2. 明确换药的临床适用情况(适应证)

(1)无菌手术及污染性手术术后3～4天检查切口局部愈合情况，观察切口有无感染；(2)估计手术后有切口出血、渗血可能者，或外层敷料已被血液或渗液浸透者；(3)切口内安放引流物需要松动、部分拔除或全部拔除者；(4)切口已化脓感染，需要定时清除坏死组织、脓液和异物者；(5)切口局部敷料松脱、移位、错位，或包扎、固定失去应有的作用者；(6)外科缝合切口已愈合，需要拆除切口缝线者；(7)各种瘘管漏出物过多者；(8)大、小便污染或鼻、眼、口分泌物污染、浸湿附近切口敷料者。

3. 明确拔管指征

(1)皮片引流：无明显引出液时，于术后24～48 h取出；(2)橡胶或硅胶管引流：无明显液体流出时可换药拔除，如需更换须术后5～7天待窦道形成后方可实施。(3)"T"形引流管(简称T管)：时间在2周左右。胆管与十一指肠完全通畅，包括胆汁引流量日渐减少，粪便色正常；血清胆红素趋向正常；抬高或夹闭T管48～72 h，患者无腹胀、腹痛、发热、黄疸加重等；经T管逆行胆道造影证明胆道十二指肠间通畅，无残余结石；胆汁检查清亮，无脓细胞、红细胞和虫卵等。(4)双套管引流：更换或拔除视患者局部引流状况而定，推荐在术后5～7天更换。

4. 明确切口是否需要拆线：适应证

(1)正常手术切口已到拆线时间，且切口愈合良好，局部及全身无异常表现者。(2)头面、颈部手术后4～5天；下腹部、会阴部手术后6～7天，胸部、上腹部、背部、臀部手术后7～9天，四肢手术后10～12天，近关节处手术和减张缝线需14天。(3)切口术后有红、肿、热、痛等明显感染者，应提前拆线。

延迟拆线指征：①严重贫血、消瘦，轻度恶病质者；②严重脱水或水、电解质紊乱尚未纠正者；③年老体弱及婴幼儿患者切口愈合不良者；④伴有呼吸道感染，咳嗽没有控制的胸腹部切口；⑤切口局部水肿明显且持续时间较长者；⑥有糖尿病史者；⑦服用糖皮质激素者；⑧腹内压增高，大量腹水等。

5. 患者的准备

(1)告知患者换药的目的；(2)患者应采取相对舒适、适宜换药操作、切口暴露最好的体位，注意保护患者隐私；(3)注意保暖，避免患者着凉；(4)如切口较复杂或疼痛较重，可适当给予镇痛药或镇静药以解除患者的恐惧不安。

6. 医师的准备

(1)根据患者病情选择在病房或换药室进行，一些需要辅以麻醉措施的换药，必要时需要进入手术室进行；(2)给多位患者换药时，先处理清洁切口，再处理污染切口，避免交叉感染；(3)让陪护人员回避，操作前0.5 h勿清扫房间；(4)穿好清洁的工作衣，戴好帽子、口罩；(5)协助患者摆好体位，了解切口情况；(6)每次换药操作前后均要规范洗手。

7. 操作物品

治疗车，车上载有以下物品：(1)换药包：内含治疗弯盘2个，有齿、无齿镊各1把，或止血钳2把，手术剪1把；(2)换药用品：络合碘、2.5%碘酊和75%乙醇棉球或聚维酮碘、生理盐水、棉球若干；根据切口所选择的敷料、胶布卷，无菌手套。其他用品：引流物、探针、注射器(5 mL或20 mL)、汽油或松节油、棉签。根据切口需要酌情备用胸、腹带或绷带，必要时备穿刺针等。

(二) 操作步骤

1. 术后切口换药基本步骤

(1)用手移去外层敷料，将污敷料内面向上，放在弯盘内；(2)用镊子或血管钳轻轻揭去内层敷料，如分泌物干结黏着，可用生理盐水润湿后揭下；(3)观察切口有无感染现象及引流情况，根据相应情况进行不同处理；(4)一把镊子或血管钳直接用于接触切口，另一把镊子或血管钳专用于传递换药碗中的物品；(5)用沾有消毒液的棉球自内向外消毒切口(清洁切口)及周围皮肤2次：范围稍大于纱布敷料覆盖的范围；(6)用无菌敷料覆盖并固定，如创面广泛、渗液多，可加用棉垫，贴胶布方向应与肢体或躯干长轴垂直，关节部位胶布不易固定时可用绷带包扎。

2. 术后切口异常的处理

(1)检查发现针眼稍有红肿,可用75%乙醇湿敷;(2)如见针眼有小脓疱,应挑破脓头或拆除缝线,按感染切口处理;(3)如局部红肿范围大,并触到硬结,甚至波动及脓液渗出,应提前拆线、清创、换药,按感染切口换药处理。见脓液或分泌物较多的切口,并留取脓性分泌物进行细菌学检查。

3. 引流物的处理

有皮片引流的切口,视引流量的多少,每日1次或多次换药。

4. 防止敷料湿透

(1)无明显引出液时,于术后24~48 h取出。(2)放置橡胶或硅胶管的切口干燥者可2~3天更换敷料1次,局部以消毒液消毒后,更换无菌敷料,无明显液体流出时可换药拔除。如需更换须术后5~7天待窦道形成后方可实行。(3)烟卷引流在换药时,要一手用镊子夹住其边缘,适度上下提拉,同时用针筒插入中央乳胶管抽吸积液。如需更换,须在术后5~7天待窦道形成后方可实行。拔除后应先以纱条引流替代,视切口渗出量多少决定纱条是否可以取出。(4)T管一般在术后2~3周视全身和局部引流状况给予拔除。

5. 拔管要领

(1)术后拔普通切口引流管时,仅拆除固定引流管的缝线,而固定于皮肤的缝线可与切口缝线一并拆除。拔管后无需凡士林纱条填塞皮肤引流管口。而拔除造瘘管(如膀胱造瘘管、肾造瘘管、胃造瘘管、T管等)时,需将固定造瘘管的缝线与管下的皮肤缝线一并拆除,拔造瘘管后皮肤上的各类瘘管口以及胸腔闭式引流管口均应填塞凡士林纱条。(2)除了T管(T管不允许旋转,因其前方为T形)外其他引流管和造瘘管,拔管时均应边旋转边缓慢拔出。拔普通引流管可带负压,但拔除造瘘管无需带负压,并用纱布保护,防止液体外溢污染周围切口。(3)拔除引流管后需置入纱条引流,避免引流口皮肤过早闭合、引流不畅影响愈合。随后伴随每日引流物的减少,换药时可将引流条逐日外退少许,使切口由底部起逐步愈合。

6. 其他切口换药

(1)浅、平、洁净切口:用无菌盐水棉球拭去切口渗液后,盖以凡士林纱布。(2)肉芽过度生长切口:正常的肉芽色鲜红、致密、洁净、表面平坦。如发现肉芽色泽淡红或灰暗,表面呈粗大颗粒状,水肿发亮高于创缘,可将其剪除,再将盐水棉球拭干,压迫止血。也可用10%~20%硝酸银液烧灼,再用等渗盐水擦拭,若肉芽轻度水肿，可用3%～5%高渗盐水湿敷。(3)脓液或分泌物较多的切口：此类创面宜用消毒溶液湿敷，以减少脓液或分泌物。湿敷药物视创面情况而定，可用1∶5000呋喃西林或含氯石灰硼酸溶液等。每天换药2～4次，同时可根据创面培养的不同菌种，选用敏感的抗生素。对于有较深脓腔或窦道的切口，可用生理盐水或各种有杀菌去腐作用的溶液进行冲洗，切口内适当放引流物。(4)慢性顽固性溃疡：由于局部循环不良、营养障碍、切面早期处理不当或由于特异性感染等原因，此类创面长期溃烂，久不愈合。处理此类创面时，首先找出原因，改善全身状况，局部用生肌散、贝复济(表皮生长因子)等，可杀灭创面内细菌，促进肉芽生长。

7. 拆线基本流程

(1)消毒：取下切口上的敷料，依次用碘酊和乙醇或用络合碘由内至外消毒缝合切口及周围皮肤5～6 cm，待干。(2)剪线：用镊子夹起线头轻轻提起，把埋在皮内的线段拉出针眼之外1～2 cm，将剪尖插进线结下空隙，紧贴针眼，在由皮内拉出的部分将线剪断。(3)拉线：随即将皮外缝线向切口方向拉出，动作要轻巧。如向对侧硬拉可能因张力原因使切口被拉开，且患者有疼痛感。(4)覆盖：乙醇棉球或络合碘再擦拭一次，覆盖敷料，胶布固定。

(三) 操作后处理

(1)每次换药完成后要整理患者衣物和床单。

(2)每次换药后，将用过的纱布和敷料放入指定医疗垃圾桶，分类处理。

(3)向患者及家属交代注意事项，保持切口清洁干燥，不要剧烈运动。

(4)每次换药完毕，须将一切用具放回指定的位置，执行手卫生后方可给另一患者换药。

(四)操作注意事项

(1)根据切口情况准备换药敷料和用品，应勤俭节约，物尽其用，不可浪费。

(2)换药者操作应当稳、准、轻，禁忌动作过粗、过大，严格遵守无菌外科技术。

(3)特殊感染切口(气性坏疽、破伤风、铜绿假单胞菌等感染)换药时，必须严格执行隔离技术，除必要物品外，不带其他物品，用过的器械要专门处理，敷料要焚烧或深埋。

(4)操作过程中要询问患者是否疼痛，体现出人文关怀。

(5)注意换药、拆线过程的无菌技术：①操作前做好手卫生；②换药时应用两把镊子(或钳子)，其一夹持无菌棉球、敷料等，另一夹持接触切口、沾染切口分泌物的敷料等；③若需用两把镊子（或钳子）协同把沾有过多盐水或消毒液的棉球拧干些时，须使相对干净侧的镊子（或钳子）位于上方，而使接触切口侧的镊子（或钳子）位置在下，后者不应再接触切口其他部位，须置于专用容器内；④操作过程中保持两把蹑子（或钳子）尖端朝下；⑤各种无菌敷料从容器中取出后，不得放回；⑥污染的敷料须放入弯盘或污物桶内，不得随便乱丢；(7)多部位换药时，应先处理清洁切口，再处理污染或感染切口。

（编者：秦长江　姚坤厚　华龙　汪洋　李超群　李立方）

第二节　胸外科基本技能操作规范

一、胸腔闭式引流术

实验学时:4 学时

（一）操作介绍

1. 胸腔闭式引流术

胸腔闭式引流术是胸膜腔疾病常用的治疗措施。通过水封瓶虹吸作用，及时将胸膜腔内气体或液体引流排出，避免外界空气和液体进入胸腔，从而维持胸膜腔内负压，促进肺膨胀，并有利于控制胸膜腔感染，预防胸膜粘连。

2. 适应证

(1)自发性气胸、大量胸腔积液，经反复穿刺抽吸疗效不佳者。(2)支气管胸膜瘘，食管吻合口瘘，食管破裂者。(3)胸腔积血较多，难以通过穿刺抽吸解除者。(4)脓胸积液量较多且黏稠者，或早期脓胸，胸膜、纵隔尚未固定者。(5)开放性胸外伤、开胸术后或胸腔镜术后需常规引流者。

3. 禁忌证

(1)有凝血功能障碍或重症血小板减少有出血倾向者，或正在接受抗凝治疗者。(2)肝性胸腔积液，持续引流将导致大量蛋白质和电解质丢失，手术要慎重。(3)结核性脓胸。

（二）操作前准备

1. 操作者准备

与患者及家属沟通，签署胸腔闭式引流手术同意书，告知可能的并发症：麻醉意外、心脑血管意外，出血、感染，损伤周围组织、血管、神经，胸膜反应、复张性肺水肿，引流不畅或皮下积气、积液和其他意外。

2. 操作物品准备

胸腔闭式引流包、无菌手套、消毒用品，5 mL 或 10 mL 注射器、2%利多卡因，无菌生理盐水 1000 mL、一次性胸腔闭式引流瓶，引流管（气胸选择 26－28F 蕈形引流管，液胸或血胸选择 28－32F 引流管，脓胸选择 32－36F 引流管），胶带等。

（三）操作规范及流程

（1）与患者沟通介绍自己，核对患者姓名、性别、床号等，同时嘱咐其操作前注意事项（排空膀胱等）。

（2）再次确认患者的病情、体征：测量脉搏和血压，再次胸部重点查体，查看胸部 X 线片和检查报告，确认无误后，洗手，戴好口罩，帽子。

（3）选择合适的体位，确定置管部位：①患者体位：气胸患者可取坐位或斜坡仰卧位，胸腔积液患者可取健侧半卧位或斜坡仰卧位；②置管部位选择：气胸，患者锁骨中线第 2 肋间；液胸，患者腋中线与腋后线间第 6 或 7 肋间。

（4）铺巾：在置管部位，自内向外进行皮肤消毒，消毒范围直径 15 m。打开胸腔闭式引流包，戴无菌手套，检查包内器械，注意消毒日期，铺盖无菌巾。

（5）局部麻醉：以注射器抽取 2%利多卡因 5～10 mL，在穿刺点沿肋骨上缘做自皮肤到壁胸膜的局部浸润麻醉，进针过程中注意回抽，进入胸膜腔后可有气体或积液抽出，退针少许，将剩余药物注入，麻醉胸膜。稍后检测麻醉效果。

（6）置管过程：①切开：选择尖刀片、沿麻醉部位做一平行于肋间的切口，长度为 1～2 cm；②分离：术者以血管钳平行肋间，交替分离胸壁各层组织，直至刺入胸膜腔，此时可有液体溢出或气体喷出；③置管：经分离的间隙置入胸腔引流管；④验证置管准确：助手协助把引流管连接引流瓶，观察水柱波动情况及引流情况。确认引流管在胸膜腔，并保证引流管侧孔进入胸膜腔 2～3 cm；⑤缝合固定：缝合固定引流管，再次消毒，纱布覆盖，胶布固定。

（四）操作注意事项

（1）术前仔细阅读胸部 X 线片等资料，确定患侧。

(2)严格无菌操作。

(3)避免在腋后线第 8 肋间以下操作,防止穿透膈肌损伤腹腔脏器。

(4)分离肋间组织时,血管钳要紧贴肋骨上缘,避免损伤肋间血管和神经。

(5)引流管侧孔不能太浅,否则易脱出引起开放性气胸或皮下气肿。

(6)留置在胸膜腔内的引流管长度一般应控制在 5 cm 左右,不宜插入过深。

(7)缝皮肤固定线时,进针要深,直到肌层,关闭肌肉与皮下之间的间隙,皮肤缝合不宜太严密。

(8)水封瓶内玻璃管下段在水平面下 2～3 cm 为宜,如果过深,胸内气体不易逸出。

(9)操作中应密切观察患者的反应,如有头晕、面色苍白、出汗、心悸、胸部压迫感或剧痛、昏厥等胸膜过敏反应现象时,应立即停止操作,并皮下注射 0.1%肾上腺素 0.3～0.5 mL,或进行其他对症处理。

(10)肺长时间萎陷时,短时间内大量排出积气、积液,肺快速复张,可导致复张性肺水肿,患者可突然出现气促、咳泡沫痰等表现。因此,置管后排放积气、积液不可过快。如发生上述情况,应适当夹闭引流管、限制液体入量、利尿,必要时予以小剂量激素治疗。

(11)术后严密观察引流情况:如大量漏气或进行性引流增多,必要时需进一步剖胸探查或行电视胸腔镜手术探查。

(五)操作后处理

严密观察病情变化,注意观察患者的呼吸频率、节律变化,注意患者血压脉搏的变化,做好记录。观察引流是否通畅,玻璃管内液面是否上下波动,水封瓶液面有无气体逸出,引流管有无扭转、压迫。注意观察引流液的性质、量、颜色,做好记录。

(1)保持管道的密闭和无菌。使用前仔细检查引流装置的密闭性,注意引流管有无裂缝,引流瓶有无破损,各衔接处是否密封。更换引流瓶时,需双重夹闭引流管。

(2)半卧位。此体位有利于呼吸和引流,如果患者躺向插管侧,注意不要压迫胸腔引流管。

(3)维持引流通畅。

①引流管长度为 100 cm。太短会影响引流,过长易扭曲且增大死腔。

②水封瓶液面应低于引流管胸腔出口平面 60 cm。

③定时挤压胸腔引流管。术后初期每 30～60 min 向水封瓶方向挤压引流管一次，引流管避免受压、折曲、滑脱及阻塞。挤压时先用双手挤压引流管根部，然后一手固定引流管根部，另一手顺引流管往下挤压，以免液体反流和管腔内被凝血块堵塞。

④正常水柱上下波动 4～6 cm。

(4)观察引流的量、色、性状的变化。

①术后 24 h 内为鲜红色血性液体，第一小时可达 100 mL 左右，以后颜色逐渐变淡红色，量明显减少。

②如胸腔闭式引流引出血性液体≥200 mL/h，持续 2～3 h 以上，伴有血压下降，脉搏增快等休克症状时，应做好输血及再次手术的准备。

(5)预防感染。

①遵守无菌操作，胸腔引流装置内盛装无菌生理盐水或无菌蒸馏水。

②引流瓶不应高于患者胸部。

(6)妥善固定引流管，防止滑脱。

(7)引流管周围皮肤护理：注意观察引流管周围皮肤情况有无发红、肿胀，以及贴橡胶带处有无过敏破损。根据情况加强换药，保持局部皮肤干燥清洁。

(六) 操作后常见问题及处理措施

1. 引流管脱落(最常见)

主要原因：固定不稳妥或过度牵拉。

主要表现：患者呼吸困难，烦躁不安，脉搏细弱。

预防及处理方案：

(1)引流管妥善固定，避免过度牵拉。(2)若引流管自胸壁切口脱出，立即用手顺皮肤纹理方向，捏紧引流口周围皮肤(注意不要直接接触切口)。(3)若引流管从接口处分离，应立即反折胸腔引流管，并及时通知医生进行处理。

2. 复张性肺水肿

主要原因：多系大量胸腔积液、积气、引流过快、过多或剧烈咳嗽使气体过快排出胸腔所致。

主要表现：剧烈咳嗽、呼吸困难、胸闷、烦躁、心悸等，继而出现咳大量白色或粉色泡沫痰，有时伴发热、恶心及呕吐，甚至出现休克或昏迷。

预防及处理方案：引流时控制引流速度、量。首次排液量小于 1000 mL(肺功能差的患者应适当降低此标准)，少量、多次、间断引流。

3. 皮下气肿

主要原因：

(1)多由于切口大于引流管直径；(2)引流管不通畅或滑脱；(3)患者剧烈咳嗽致胸内压力急剧增高，使胸腔内空气沿引流管进入皮下。

主要表现：

(1)局限性皮下气肿无自觉症状；(2)广泛性皮下气肿者可出现疼痛、呼吸困难、面部肿胀等；(3)触之有捻发音及握雪感。

预防及处理方案：

(1)选择适宜的引流管，切口大小要恰当；(2)局限性皮下气肿，不需特殊处理，几天后会自行吸收；(3)若为广泛性皮下气肿，可出现疼痛、呼吸困难，请胸外科医生会诊予切开引流，以排出气体减轻症状。

4. 疼痛

主要原因：由于引流管与胸膜摩擦或压迫肋间神经所导致。

主要表现：

(1)置管处切口疼痛，咳嗽及深呼吸时疼痛加剧；(2)呼吸浅快，听诊双肺可闻及痰鸣音。

5. 引流管阻塞

主要原因：

(1)引流管折叠、扭曲、受压；(2)引流管内有血凝块或脓液时未及时排出。

主要表现：

(1)水封管内水柱波动不明显；(2)挤压时有阻力感；(3)引流液体突然减少，患者感胸闷不适等。

预防及处理方案：

(1)保持引流管通畅，引流管勿扭曲、折叠、受压；(2)观察水封管内水柱波动及引流瓶内有无气体溢出；(3)观察患者的呼吸形态、血氧饱和度；(4)引流液体减少时，关注患者有无胸闷等不适；(5)如发生阻塞立即通知医生，必要时由胸腔端向引流瓶端单向挤压引流管，使之保持通畅；

6. 胸腔逆行感染

主要原因：引流液逆流入胸腔引起。

主要表现：发热，白细胞计数增加，插管处周围皮肤红肿。

预防及处理方案：

(1)引流瓶放置低于胸腔穿刺点至少 60 cm;(2)搬动患者时,引流瓶应低于引流口平面,必要时予以止血钳夹闭,防止逆流;(3)穿刺处换药及更换引流瓶时均严格无菌操作;(4)观察生命体征,尤其是体温;(5)引流液颜色、性状、量改变时及时通知医生。

二、胸腔闭式引流拔管术

(一) 操作介绍

目的:胸腔积气、积液引流完全,肺复张良好后,可拔除胸腔闭式引流管、恢复胸膜腔的负压环境。

适应证:(1)无气体、液体引流,或 24 h 引流量＜200 mL 且有减少趋势;(2)复查胸部 X 线片显示肺复张良好。

禁忌证:引流不完全,持续漏气、渗液,胸内感染未控制;支气管、食管胸膜瘘未愈合,仍需要机械通气的气胸或血气胸患者。

(二) 操作前准备

(1)操作者准备:操作前与患者和家属充分沟通,详细告知操作的必要性及风险。

(2)操作物品准备:换药包、无菌剪刀、消毒用品、凡士林纱布、无菌敷料、胶带等。

(三) 操作规范及流程

(1)与患者沟通:介绍自己,核对患者姓名、性别、床号等,同时告知其操作前注意事项(体位,拔管过程中不适及时告知等)。

(2)再次确认患者的病情、体征:必要时测量脉搏和血压,再次胸部重点查体,查看胸部 X 线片和检查报告,确认无误后洗手,戴好口罩、帽子,打开换药包,确认消毒日期在有效期内。

(3)选择合适的体位:仰卧位或斜坡仰卧位,胸腔积液患者可取健侧半卧位或斜坡仰卧位。

(4)消毒并剪除引流管固定线:在置管部位,自内向外进行皮肤消毒,消毒范围直径 10 cm,并注意引流管消毒,应消毒引流管距皮肤 5～6 cm。消毒 2 次后剪除引流管固定线,之后再进行 1 次消毒。

(5)拔管:少许转动引流管确认引流管未被缝线固定后,取 2～3 块无菌纱布加

4～6层凡士林纱布，嘱患者吸气后屏气，拔除胸腔引流管，同时迅速封闭引流管口。

(6)固定：胶布固定。

(四) 操作注意事项

(1)严格无菌操作。

(2)操作中应密切观察患者的反应。

(3)拔管后注意观察病情变化，必要时复查胸部X线片。

(4)拔管前需要仔细评估引流管是否被缝针固定。

(5)拔管后引流管口内层需用凡士林纱布覆盖加压包扎。

(五) 操作后处理

拔管后听诊肺部呼吸音，观察患者有无病情变化，告知拔管后注意事项。

(编者：郑先杰　陈栋)

第三节　骨科基本技能操作规范

一、运动系统的理学检查

(一) 运动系统理学检查的基本方法

运动系统理学检查属于骨科的专科查体，在实施之前需先完成一般的全身体格检查。理学检查的基本方法包括视诊、触诊、叩诊、听诊、动诊和量诊，其中视诊、触诊、动诊是每次检查都需要做到的，其余各项则根据具体情况按需进行。此外，各个检查部位还有一些特殊检查。在检查过程中，操作者应遵循一定的检查原则。例如，在四肢检查过程中应进行左右对比检查，先检查健侧，再检查患侧；在动诊检查中，先对患者进行主动运动检查，后对患者进行被动运动检查。在具体检查过程中，应根据患者的病情综合分析，灵活选择检查方法，并注意检查的条理性。下面介绍理学检查基本方法的一般内容。

1. 视诊

(1)整体视诊：从各个侧面和不同体位仔细观察躯干和四肢的姿势、轴线及步态有无异常，临床常见体位：自主体位、被动体位和强迫体位。骨科常见典型异常步态：剪刀步态、摇摆步态、跨阈步态、跛行步态、间歇性跛行。应注意观察左、右肢体的长度、粗细是否有明显异常，肢体有无局部畸形，如“银叉样”畸形、“靴筒状”畸形、“方肩”畸形等。

（2）局部视诊：皮肤有无创面、发绀、静脉曲张、红肿、色素沉着、瘢痕、窦道等，局部软组织有无肿胀、淤血，局部有无肿块，肌肉是否萎缩及纤维颤动，切口的形状、大小与深度，有无异物及活动性出血，局部包扎和固定情况等。

2. 触诊

（1）压痛：部位、深度、范围、程度和性质。

（2）包块：部位、大小、硬度、活动度、与邻近组织的关系、有无波动感。

（3）其他：骨性标志有无异常，如棘突触诊检查有无脊柱侧弯；局部皮肤的温度和湿度；有无异常活动和骨擦感等。

3. 叩诊

主要检查有无叩击痛，包括直接叩击痛和间接叩击痛（又称轴向叩击痛或传导痛）。

（1）直接叩击痛：疑有骨、关节损伤或炎性疾病时，可在相应部位出现直接叩击痛。

（2）间接叩击痛：疑有骨、关节伤病时，用拳头或叩诊锤沿肢体长轴叩诊肢体远端可在相应部位出现疼痛即为阳性。此外，骨科特殊间接叩击痛如脊柱间接叩击痛、棘突叩击痛、神经干叩击痛（Tinel 证）。

4. 听诊

主要检查有无关节弹响、摩擦音及骨传导音。应注意关节弹响若不伴有其他临床症状，多无临床意义。摩擦音是骨折的特有体征，但检查时应注意手法轻柔，勿因检查而加重患者损伤。

5. 动诊

主要检查主动运动、被动运动和异常活动，先进行主动运动检查，后进行被动运动检查，注意左右对比，先检查健侧后检查患侧，并注意分析活动与疼痛的关系。疑有骨折的患者，应避免或减少相应部位的动诊检查，以避免加重患者损伤。

（1）主动活动：注意肢体的肌力和关节活动范围，有条件者可选用相应的角度测量工具进行关节活动角度的测量。

（2）被动活动：与主动运动的关节活动范围进行比较，此外，许多骨科特殊检查也属于被动活动检查。

(3)异常活动:观察有无关节强直、关节活动范围超常、关节活动范围减小、假关节活动等。

6. 量诊

(1)长度测量:调整肢体在对称位置,以骨性标志进行测量。测量下肢时应先将骨盆摆正。主要测量指标有:①上肢长度:肩峰至桡骨茎突或中指指尖;②上臂长度:肩峰至肱骨外髁;③前臂长度:尺骨鹰嘴至尺骨茎突或桡骨小头至桡骨茎突;④下肢长度:髂前上棘至内踝尖或脐至内踝尖(间接长度),股骨大转子至外踝尖(直接长度);⑤大腿长度:股骨大转子顶点到外侧膝关节间隙;⑥小腿长度:内侧膝关节间隙至内踝尖或腓骨小头至外踝尖。

(2)周径测量:注意左右对比,并取同一水平测量。在确定测量水平时可选择就近的骨性标志物进行参照。

(3)角度测量:测量主动运动与被动运动检查中各关节的活动角度;畸形角度的测量:如肘关节内、外翻角度的测量,膝关节内、外翻角度等。

(4)轴线测定:如下肢对线测量,正常人下肢伸直时髂前上棘与第1、2趾间连线经过髌骨中心前方。

(二)骨科部位理学检查要点

1. 脊柱及骨盆检查

(1)视诊:患者直立,从侧位观察脊柱的正常生理曲线是否存在,从背侧观察脊柱棘突是否在一条直线上,有无脊柱侧弯。

(2)触诊:在棘突和棘突旁自上而下按压,检查棘突和椎旁肌肉有无压痛。

(3)叩诊:棘突叩痛,在检查脊柱时,用手指或叩诊锤叩击相应的棘突,如有骨折或炎性疾病时,可出现叩痛阳性;脊柱的间接叩痛:患者取端坐位,检查者左手置于患者头顶,右手半握拳叩击左手,有脊柱病变时,可在相应节段出现疼痛。

(4)动诊:颈部正常参考活动范围:前屈35°～45°,后伸30°～45°,左、右侧屈各45°,左、右旋转各60°～80°;腰部正常参考活动范围:前屈90°,后伸30°,左、右侧屈各20°～30°,左、右旋转各30°(固定骨盆,以两肩连线与骨盆横径的角度计算)。

(5)专科检查:

①上臂牵拉试验(Eaton征):患者取坐位,头偏向健侧,检查者一手放于患者头部,另一手握住患侧腕部使上肢外展,呈相反方向牵拉。若出现颈部疼痛加重,患侧肢体疼痛、麻木则为阳性。常见于颈椎病,提示神经根受压。

②压头试验(Spurling 征):患者取坐位,头稍向患侧的侧后方倾斜。检查者站于患者后方,双手交叉放于患者头顶向下压,若出现颈部疼痛,并向患侧上肢放射则为阳性。常见于颈椎病。

③腰骶关节过伸试验(Naoholos 征):患者取俯卧位,检查者站于其右侧,右前臂置于患者两大腿前侧,左手压住腰部,抬起患者大腿,出现腰部疼痛为阳性,提示腰骶关节病变。

④髋关节过伸试验(Yeoman 征):患者取俯卧位,患侧膝关节屈曲 90°,检查者站其右侧,左手压住患者骶部,右手握其踝部将下肢提起,使髋关节过伸。出现腰骶部或髋关节疼痛为阳性,提示相应部位的病变。

⑤骶髂关节扭转试验(Gaenslen 征):患者取仰卧位,屈健侧髋、膝,由患者双手抱住;患侧大腿垂于床缘外,检查者一手按住患者健膝,另一手压患侧膝关节,使大腿后伸。骶髂关节痛者为阳性。

⑥直腿抬高试验及加强试验:患者取仰卧位,双下肢伸直,检查者一手托起足跟,另一手保持膝关节伸直位,抬高一侧下肢。若抬高不能达到正常高度且沿坐骨神经有放射性疼痛者为阳性。抬腿到最大限度引起疼痛时,稍放低缓解疼痛,然后将足背屈,使坐骨神经受到牵拉引起放射性疼痛,即为加强试验阳性。常见于腰椎间盘突出症。

⑦股神经牵拉实验:对高位腰椎间盘突出症有意义。患者俯卧位,患侧膝关节屈曲,上提小腿,使髋关节处于过伸位,出现大腿前方痛即为阳性。在腰 2～3 和腰 3～4 椎间盘突出为阳性,而腰 4～5、腰 5 骶 1 此实验为阴性。

⑧骨盆分离或挤压实验:患者仰卧位,检查者双手将两侧髂嵴用力向外下方挤压,称骨盆分离实验。反之,双手将两髂骨翼向中心相对挤压,称为骨盆挤压实验。能诱发疼痛者为阳性,提示骨盆环骨折。

2. 肩关节与肩锁部检查

(1)视诊:双肩是否等高、对称,有无畸形,正常肩关节呈圆弧形,肩关节脱位时可见方肩畸形。

(2)触诊:压痛位置,压痛深浅情况。肩胛骨喙突端、肩峰端与肱骨大结节构成正常肩三角,如有骨折或脱位,肩三角可出现异常。

(3)动诊:肩关节的正常参考活动范围:前屈上举 150°～170°,后伸 40°～45°,外展上举 160°～180°,内收 20°～40°,水平位外旋 60°～80°(或贴胸壁外旋 45°),水平位内旋 70°～90°(或贴胸壁内旋 70°),水平屈曲 135°,水平伸展 30°。

(4)专科检查(Dugas 试验):患者肘关节屈曲,手放在对侧肩关节前方,如肘关节不能与胸壁中线贴紧则为阳性,提示肩关节脱位。

3. 肘关节检查

(1)视诊:肘部有无畸形,肘部肿胀范围、部位,在肘关节完全伸直时,肘关节有 10°～15°的外翻角,称为提携角。

(2)触诊:压痛位置,压痛深浅情况。尺骨鹰嘴、肱骨内上髁和肱骨外上髁在肘关节屈曲时呈等边三角形,称为肘后三角。肘关节脱位时,肘后三角可出现异常。

(3)动诊:肘关节的正常参考活动范围为屈曲 135°～140°,过伸 0°～10°,旋前(掌心向下)80°～90°,旋后(掌心向上)80°～90°。

(4)专科检查:

①肘三角检查:正常的肘关节在完全伸直时,肱骨外上髁、内上髁和尺骨鹰嘴在一条直线上。肘关节屈曲 90°时,三个骨突形成一个等腰三角形,称为肘三角。肘关节脱位时,此三角点关系改变。用于肘关节脱位的检查,和肘关节脱位与肱骨髁上骨折的鉴别。

②腕伸肌紧张试验(Mills 征):患者肘关节伸直,前臂旋转,腕关节被动屈曲,引起肱骨外上髁处疼痛者为阳性,常见于肱骨外上髁炎。

4. 髋关节检查

(1)视诊:患者肢体姿势、步态有无异常,局部有无畸形、肿胀、窦道、瘢痕等,双侧对比观察肢体长短,有无肌肉萎缩等。

(2)触诊及叩诊:压痛位置,压痛深浅情况,局部触诊是否有肌肉挛缩、包块等,是否有足跟叩击痛(传导痛)、大转子叩击痛。

(3)动诊:髋关节的正常参考活动范围:屈曲 130°～140°,后伸 10°,外展 30°～45°,内收 20°～30°,外旋 40°,内旋 40°。

(4)量诊:除下肢长度、周径、轴线测量以外,当疑有股骨颈骨折或髋关节脱位时,还可以做如下测量:①Shoemaker 线:患者取仰卧位,双下肢伸直,从两侧髂前上棘与大粗隆顶点分别连一直线,正常时两线延长交于脐或脐上中线。若一侧大转子上移,则延长线相交于脐下且偏离中线;②Nelaton 线:患者取侧卧位,半屈髋,由髂前上棘至坐骨结节作一连线,正常时此线通过大转子顶部;③Bryant 三角:患者取仰卧位,自髂前上棘与床面作一垂线,自大转子顶点与垂直线作一水平线,再自髂前上棘与大转子顶点之间连一直线,构成一直角三角。对比两侧三角形的底边长度，若一侧变短，提示该侧大转子上移。

(5)专科检查：

①“4”字试验(Patrick 征)：患者取仰卧位，一侧下肢伸直，另侧下肢以“4”字形状放在伸直下肢近膝关节处，检查者一手按住患者膝关节，另一手按压其对侧髂嵴上，两手同时下压。下压时，出现疼痛为阳性，提示髋部或骶髂关节病变。

②髋屈曲畸形试验(Thomas 征)：患者取仰卧位，将健侧髋膝关节尽量屈曲，大腿贴近腹壁，使腰部接触床面，以消除腰前凸增加的代偿作用。再让其伸直患侧下肢，若患髋不能完全伸直或腰部出现前凸，即为阳性，常见于腰肌挛缩或髋部病变。

③单腿独立试验(Trendelenburg 征)：先让患者健侧下肢单腿独立，患侧腿抬起，患侧臀皱襞(骨盆)上升，为阴性。再让患侧下肢单腿独立，健侧腿抬高，则可见健侧臀皱襞(骨盆)下降，为阳性，提示持重侧的髋关节不稳或臀中、小肌无力。常见于臀中、小肌麻痹，髋关节脱位，陈旧性股骨颈骨折等。

5. 膝关节检查

(1)视诊：膝关节有无内外翻畸形，关节有无肿胀，股四头肌有无萎缩等。

(2)触诊：确定压痛位置，是否有肿块。

(3)动诊：膝关节正常参考活动范围：屈曲 120°～150°，过伸 5°～10°，屈曲时内旋 10°，外旋 20°。

(4)专科检查：

①浮髌试验：患肢伸直，检查者一手压在患者髌上囊，使液体流入关节腔，另一手食指垂直按压髌骨，若感觉髌骨浮动即为阳性，提示关节内有积液。

②回旋挤压试验(McMurray 征)：患者取仰卧位，患腿屈曲，检查者一手按在患者膝上部，另一手握住其踝部，使膝关节极度屈曲，然后作小腿内收、内旋，同时伸直膝关节，若有疼痛为阳性，提示内侧半月板损伤；反之，作小腿外展、外旋同时伸直膝关节，出现疼痛，则提示外侧半月板损伤。

③侧方挤压试验(Bohler 征)：患者取仰卧位，膝关节伸直，检查者一手按住患者股骨下端外侧，另一手握住其踝关节，作膝关节外翻，使内侧副韧带承受外展张力，若有疼痛或膝关节内侧张开角度异常增大为阳性，提示内侧副韧带损伤；反之，以同样的方法检查外侧副韧带。

④抽屉试验(Drawer 征)：患者取仰卧位，屈膝 90°，检查者坐于患肢足前方，双手握住患者小腿作前后推拉动作，向前活动度增大提示前交叉韧带损伤，向后

活动度增大提示后交叉韧带损伤，两侧对比检查。

⑤研磨提拉实验（Apley 征）：患者仰卧位，膝关节屈曲 90°，检查者用小腿压在患者大腿下端后侧作固定，在双手握住足跟沿小腿纵轴方向施加压力的同时作小腿的外展外旋或内收内旋活动，若有疼痛或弹响，即为阳性。表明外侧或内侧的半月板损伤；提起小腿作外展外旋或内收内旋活动而引起疼痛，表示外侧副韧带或内侧副韧带损伤。

⑥髌骨研磨实验：挤压髌骨，或者上下左右滑动髌骨时有粗糙感和摩擦音，并伴有疼痛不适，或者一手尽量地将髌骨推向一侧，另一手直接按压髌骨，若髌骨后出现疼痛，均为阳性。用于检查髌骨软化症。

二、骨科基本外固定技术

（一）石膏固定技术

1. 操作前准备

(1)明确需要石膏固定技术的临床情况（适应证）：①骨折和关节损伤的固定；②四肢神经、血管、肌腱、骨病手术后的制动；③躯干和肢体矫形手术后的外固定；④骨与关节结核、化脓性炎症，可固定肢体，减轻疼痛，预防畸形；⑤畸形矫正术后，维持矫正位置。

(2)判断患者是否存在石膏固定相关禁忌证：①肢体进行性肿胀，血液循环障碍；②开放性损伤，包括软组织缺损或开放性骨折；③全身情况恶劣，严重心、肺、肝、肾等疾病。

(3)与患者及家属沟通，向患者及其家属说明石膏固定的必要性，签署操作同意书，告知可能的并发症：麻醉意外，损伤周围组织、血管、神经，手法复位不成功，邻近部位的骨折或关节脱位，骨筋膜室综合征，肌肉萎缩，关节僵硬，皮肤褥疮，其他不可预料的意外等。

(4)用物准备：石膏绷带、水桶或水盆（内盛温水）、普通绷带、棉衬及袜套、卷尺、标记笔、拆除石膏所需的剪锯及撑开器等。

(5)石膏固定前，检查伤肢末端的血运、感觉及运动情况，并根据患者情况进行麻醉和手法复位等操作。

2. 操作步骤

(1)石膏夹板。

①据骨折的部位及类型确定所需石膏夹板的长度，裁剪合适长度的棉衬。外附棉衬保护皮肤，骨性突起部位还可加衬垫保护以免皮肤受压坏死，形成压疮。

②根据所测长度，将石膏绷带在平整桌面上铺开，来回重叠，上肢10～12层，下肢12～15层。将铺好的石膏绷带卷成柱状，再放入温水内，待气泡出净，手握两端，轻轻挤去水分，在水平桌面摊开抹平。

③将石膏夹板置于骨折端两侧，双手掌塑形，使石膏和肢体尽可能贴合。塑形完毕后，助手维持位置，用手掌扶托石膏避免用手指挤捏。用普通绷带（可打湿后再使用）固定石膏夹板，注意绷带由远端向近端滚动缠绕，每层绷带覆盖上一层的1/3～1/2，缠绕过程中不能拉紧再绷，以免固定压力过高并影响石膏塑形效果。

④石膏硬化后，在适当位置标注操作日期和类型。上肢须用三角巾悬吊于胸前。

（2）石膏管型。

①根据骨折的部位及类型选择合适型号的袜套并裁剪至合适长度。袜套紧贴皮肤套于伤肢，骨性突起部位还可加衬垫保护以免皮肤受压坏死，形成压疮。

②必要时可根据骨折部位制作一6～8层石膏托置于上肢（上臂置于外侧，前臂置于背侧，下肢置于后侧），以维持固定所需位置。选择合适大小的石膏绷带卷，浸入温水中，待气泡出净，手握两端，轻轻挤去多余水分。

③将浸透的石膏绷带自近端向远端，围绕着固定肢体上均匀滚动，相邻绷带相互重叠1/3～1/2，接触肢体的内层石膏绷带平整，不要缠绕过紧。缠绕石膏绷带时，操作者应逐层用手掌均匀抚摸，促使各层紧密接触，一共缠绕5～8层（无石膏托做内衬时，可适当增加缠绕层数）。石膏包扎完毕后，应按肢体轮廓进行塑形，以增强石膏绷带对肢体的固定性能。将边缘多余部分修整，充分露出不包括在固定范围内的关节以及指（趾），以便观察肢体血液循环、感觉及运动情况，同时有利于患者功能锻炼。

④石膏硬化后，在适当位置标注操作日期和类型。上肢须用三角巾悬吊于胸前。

3. 操作后处理

（1）抬高患肢，有助静脉及淋巴回流，防止肿胀。

（2）进行了复位的患者及时复查X线，观察骨折对位对线情况。

（3）搬运患者时，应注意避免折断石膏，如有折断需及时修补或更换。

(4)将石膏固定后的注意事项向患者及其家属交代清楚,避免并发症的发生。

(二)小夹板固定技术

1. 操作前准备

(1)明确需要小夹板固定的临床情况(适应证):小夹板固定常用于肱骨、尺骨、桡骨、胫骨、腓骨等部位的骨折,而关节内骨折、关节附近骨折及股骨骨折等多不适宜进行小夹板固定。

(2)判断患者是否存在小夹板固定相关禁忌证:①患者依从性不高,不能按时随访;②伤肢肿胀严重,远端血液循环障碍;③开放性骨折;④皮肤外伤严重,广泛擦伤;⑤骨折合并神经损伤,局部加垫可能加重神经损伤;⑥肢体肥胖,固定不牢。

(3)与患者及家属沟通,向患者及其家属说明小夹板固定的必要性,签署操作同意书,告知可能的并发症:麻醉意外,损伤周围组织、血管、神经,手法复位不成功,邻近部位的骨折或关节脱位,骨筋膜室综合征,肌肉萎缩,皮肤褥疮,其他不可预料的意外等。

(4)用物准备:小夹板(可用柳木、椴木或杉木,根据肢体部位及长度可做成各种不同形状及规格)、纸压垫或分骨垫、布带、胶带、标记笔等。

(5)小夹板固定前检查伤肢末端的血运、感觉及运动情况,并根据患者情况进行麻醉和手法复位等操作。

2. 操作步骤

(1)合理放置伤肢,适当牵引,外套纱套或包 1～2 层棉纸或绷带,以免压坏皮肤。

(2)根据骨折部位及类型,放置数个纸压垫或分骨垫。选择纸压垫大小要合适,加压点位置要准确,胶带固定妥当,防止移动。

(3)选用合适大小及形状的小夹板,依次放置于伤肢的前、后、内、外侧,贴紧肢体,由助手扶托稳固。

(4)选择布带进一步固定小夹板,布带要长短适宜,先扎骨折端部位,然后向两端等距离捆扎,捆扎松紧度为布带能上下移动约 1 cm。

(5)小夹板捆扎固定完毕后,上肢应用三角巾悬吊于胸前。再次检查伤肢末端的血运、感觉及运动情况。

3. 操作后处理

(1)伤肢固定后 1～3 天内需特别注意观察伤肢末端血运、感觉及运动情况,并随时酌情调节布带捆扎的松紧度。之后每周进行 X 线检查,直至骨折愈合。

(2)适当抬高患肢,以利肿胀消退,下肢可用软枕垫高。

(3)小夹板固定治疗后,搬运患者时应尽量平稳,以防外力造成骨折再移位。

4. 操作注意事项

(1)注意患肢末端血液循环、感觉及运动情况,经常观察指、趾皮肤的颜色、温度变化,并与健侧比较,如有剧痛、麻木,肿胀、发冷、苍白或青紫等,提示血液循环障碍或神经受压,应及时调整夹板松紧度。

(2)当出现固定肢体局部疼痛不适时,也应及时拆开夹板检查,以防发生压迫性溃疡。

(3)骨折附近未固定的关节,每日仍应进行适当的功能活动锻炼,预防肌肉萎缩及关节僵硬。

三、皮牵引术

(一) 操作前准备

(1)明确皮牵引适应证:①小儿股骨骨折的牵引治疗;②不宜手术的老年患者下肢骨折治疗;③手术前后的辅助固定治疗。

(2)判断患者是否存在皮牵引相关禁忌证:皮肤有创伤、炎症、溃疡、静脉曲张以及胶带过敏者不能行皮牵引术。

(3)选用粘贴胶布做皮牵引时,操作前应将局部皮肤洗净、剃除毛发。

(4)与患者和家属沟通,告知可能的并发症,签署皮牵引同意书:胶带过敏、皮肤溃烂、卡压血管及神经,严重可能导致肢体坏疽等。

(5)操作物品准备:皮牵引套或皮牵引胶带、绷带、棉垫、牵引架、牵引砝码等。

(二) 操作步骤

(1)与患者沟通:介绍自己,核对患者信息,同时嘱咐患者放松。

(2)查看X线片和检查报告,检查患者感觉及末梢血运,了解有无并发神经、血管损伤,并确认皮肤完好。

(3)骨性突起部位注意加垫保护,如腓骨小头。选择皮牵引胶带或合适大小的皮牵引套,并正确置于伤肢表面。如牵引套太松,可内衬棉垫或毛巾增加摩擦力。牵引胶带或牵引套外缠绕绷带进一步加固。注意牵引方向与肢体长轴方向一致,以获得最大的轴向牵引力。牵引重量一般不超过5 kg,否则易损伤皮肤,影响继续牵引。

（三）操作后处理

（1）检查皮套有无松动、滑脱，绷带是否缠绕过紧，确认牵引绳走行顺畅，无扭转卡顿。

（2）伤肢牵引后及时观察末梢血运、感觉及运动情况，每周进行X线检查，直至骨折愈合。

四、骨牵引术

（一）操作介绍

1. 骨牵引术

通过牵引针直接牵引骨骼，从而利于骨折、脱位的复位和固定。

2. 适应证

（1）成人长骨不稳定性骨折，如斜行、螺旋形及粉碎性骨折，以及因肌力强大容易移位的骨折，如股骨、胫骨、骨盆、颈椎骨折。（2）骨折部的皮肤损伤、擦伤、烧伤及部分软组织缺损者。（3）开放性骨折感染或战伤骨折。（4）合并胸、腹或骨盆部损伤者，需密切观察而肢体不宜做其他固定者。（5）患肢合并血液循环障碍，如小儿肱骨髁上骨折、有下肢静脉曲张者，以及暂不宜其他方法固定者。（6）某些矫形手术的术前准备。

3. 禁忌证

患者存在严重凝血功能障碍或其他严重疾病者，不宜行骨牵引治疗。

（二）操作前准备

（1）操作者准备。与患者及家属沟通，告知操作的必要性，签署牵引同意书，告知可能的并发症：麻醉意外，出血，感染，损伤周围组织、血管、神经，药物过敏，骨质劈裂，其他不可预料的意外等。

（2）患者准备。清洗肢体表面皮肤，与医师沟通病情，充分了解并签署知情同意书，做好心理准备。

（3）操作物品准备。穿刺包、手套、消毒液、消毒器械、注射器、2%利多卡因注射液、牵引针、手摇钻或电钻、锤子、牵引弓、带胶塞药瓶、牵引砝码、牵引架、牵引凳等。

（三）操作规范及流程

（1）与患者沟通。介绍自己，核对患者信息，同时嘱咐患者配合操作，勿随意挪动肢体。

(2)查看 X 线片和检查报告,检查患者感觉及末梢血运,了解有无并发神经、血管损伤,确认穿刺部位皮肤基本完好,避开创面选择进针点。

(3)确定穿刺部位及位点。①股骨髁上牵引:自髌骨上缘近侧 1 cm 内,画一条与股骨垂直的横线,再沿腓骨小头前缘与股骨内髁隆起最高点,各做一条与髌骨上缘横线相交的垂直线,相交的两点为标志即牵引针的进出点,由内向外进针;②胫骨结节牵引:自胫骨结节向下 1 cm 内,画一条与胫骨垂直的横线,在纵轴两侧各 3cm 左右处,画两条与纵轴平行的纵线与横线相交的两点,即为牵引针的进出点,由外向内进针;③跟骨牵引:踝关节保持中立位,内踝尖与跟骨后下缘连线的中点为进针点,自内向外进针。

(4) 消毒铺巾:分别用消毒液在穿刺点部位,自内向外进行皮肤消毒,消毒范围直径约 15 cm。打开穿刺包,戴无菌手套,检查穿刺包内器械,注意牵引针直径是否合适,铺盖消毒孔巾。

(5)麻醉:局部麻醉,以注射器抽取 2%利多卡因 2 mL 或稀释成 1%4 mL,在穿刺点作自皮肤到骨膜层的局部麻醉,注射前应回抽,观察无血液后,方可推注麻醉药。

(6)穿刺过程:将伤肢放在牵引架上,持针保持水平位,与肢体长轴垂直。进针前助手将皮肤向肢体近侧稍许推移,以免进针后牵引针切割远侧皮肤。手摇钻钻入或锤入牵引针,穿透骨皮质时禁用锤击,以免造成骨质碎裂(慎用快速电钻,易热灼伤致骨坏死)。调整牵引针使外露皮肤部分等长对称,进出针部位用无菌敷料保护。连接牵引弓,锐利针尖用带胶塞的小药瓶保护。

(7)牵引弓通过牵引绳及支架滑轮连接牵引砝码,注意调整肢体高度,保持牵引绳方向与肢体长轴方向一致。牵引质量一般为身体质量的 1/8～1/7,临床上应根据患者身体状况及骨折复位情况作适当调整。

(四) 操作的技巧及难点

(1)熟悉各个牵引部位的解剖特点,尤其是血管和神经分布位置,避免损伤重要血管、神经。

(2)特殊情况下,牵引时需注意骨折移位的方向来决定牵引针的方向。

(3)下肢牵引时,应抬高床尾,充分利用患者体重作反牵引,患者健肢抵住小木箱,可以加强牵引。

(4)为保持牵引针的位置准确,在出口处由助手放置一枚牵引针做引导。

（五）操作注意事项

（1）牵引期间每日1～2次检查患肢长度，骨牵引针眼处每天用酒精棉球涂擦1次。保持牵引绳与肢体轴方向一致。及时调整牵引质量及体位，防止过度牵引导致骨折端分离，关节囊松弛，关节脱位等。

（2）牵引期间应定期检查患者感觉、活动及末梢血运，若出现血管、神经损伤表现，应及时松解牵引并行相关处置。

（3）牵引重量应根据患者年龄、体重、肌肉发育情况、骨折部位、移位程度，结合X线检查来决定。一般股骨牵引重量相当于体重的1/10～1/7，胫骨、跟骨牵引重量一般不超过5 kg；上肢、颅骨的牵引重量一般为2～4 kg。对骨折或脱位患者，牵引重量应一次加到适当最大量。一旦复位后，即应将重量减至维持重量，牵引的最初几天，每日应测量肢体长度，检查骨折复位情况，并随时调整牵引重量，以防过度牵引。

（4）骨牵引时间一般为4～8周，特别是小儿和老年患者。如需继续牵引治疗，则应改用皮肤牵引或更换其他固定方法。

（5）牵引期间，应鼓励患者经常进行功能锻炼，以防止肌肉萎缩，关节僵硬。

（6）小儿慎用骨牵引，因骨牵引时可影响骨骺生长，影响生长发育。

（六）操作后处理

（1）术后再次复测患肢末梢感觉运动及末梢血运。

（2）经常检查牵引针进出部位有无不适和炎性分泌物，保持皮肤干燥；定期换药，感染严重时应拔出牵引针。

（七）操作后常见问题及处理措施

1. 常见问题

（1）体位不正确、牵引失当造成骨不连的可能：与牵引重量过大或时间过长，牵引力线与治疗目的不一致有关。

（2）血液循环障碍的可能：与牵引时体位不当（易损伤或压迫动脉），患肢过度肿胀（牵引致局部压力增高）有关。

（3）牵引针眼感染的可能：与未严格执行无菌操作；针眼过大、皮肤过紧造成针眼撕裂；穿入钢针过于松动 ；针眼处包扎过厚，汗液及分泌物不易蒸发有关。

（4）足下垂的可能：与踝关节未置于功能位，骨牵引时位置不当压迫腓总神经有关。

（5）肌肉萎缩、关节僵硬、骨质疏松的可能：与患者缺乏功能锻炼知识；早期害怕骨折移位不敢活动有关。

(6)有皮肤损伤的可能:由于重力牵拉及长期卧床易形成压疮。

(7)深静脉血栓形成:与肢体活动量下降,锻炼量不足有关。

2. 措施

(1)不得随意增加牵引重量。

(2)每日测量患肢与健肢的长度并作记录。

(3)牵引期间应注意观察牵引力线与治疗目的是否一致。

(4)保持牵引装置正常。

(5)维持合适的体位,保持反牵引力。

(6)严格无菌操作;观察针眼处渗出情况;保持针眼处清洁干燥,针眼处消毒:3次/日;牵引针出现松动、左右偏移时,不可随手将针推回。

(7)鼓励患者加强患肢功能锻炼。

(8)一旦发生下肢深静脉血栓,应及时调整策略,嘱抬高患肢,患肢制动;立即协助患者进行下肢静脉造影、多普勒超声检查;禁止按摩,停止应用足底静脉泵;遵医嘱给予抗凝药物、溶栓药物治疗;密切观察患者病情变化,警惕肺栓塞的发生。

五、关节穿刺术

(一)操作介绍

1. 关节穿刺术

在无菌技术操作下,用空针两片关节腔内抽取积液,了解积液性质,为临床诊断提供依据,并可向关节内流向药物治疗关节疾病。

2. 适应证

(1)感染性关节炎、关节肿胀;(2)关节创伤,关节积液、积轿;(3)骨性关节炎,关节积液;(4)关节腔内工物注射治疗;(5)不明原因的关节积液。

3. 禁忌证

(1)穿刺部位局部皮肤破溃或有感染;(2)严重凝血机制障碍如血友病等应避免穿刺,以免引起出血;(3)有些有凝血机制障碍的病人已经相应治疗需做穿刺,并非绝对禁忌,但需慎重;(4)严重的糖尿病、血糖控制不佳者;(5)有其他部位感染病灶。

(二) 操作前准备

1. 操作者准备

(1)明确需要关节腔穿刺的临床情况(适应证):①诊断性穿刺,以确定积液的性质;②穿刺抽液以减轻关节腔内积液压力;③关节内注射药物或造影剂,如封闭治疗等。

(2)判断患者是否存在关节穿刺相关禁忌证:患者存在严重凝血功能障碍或其他严重疾病者,不宜行关节穿刺操作。

2. 患者准备

与患者及家属沟通,告知可能的并发症,签署穿刺同意书:如出血,感染,损伤周围组织、血管、神经,药物过敏,麻醉意外,其他不可预料的意外等。核查患者血常规、凝血功能等检验结果,询问有无麻醉药物过敏史。

3. 操作物品准备

手套、聚维酮碘、消毒器械,5 mL、20 mL注射器,18～20号穿刺针,2%利多卡因注射液,无菌试管、无菌孔巾、胶带、弯盘、纱布、绷带等。必要时在C臂X线机引导下操作。

(三) 操作规范及流程

(1)再次核对患者信息,同时嘱咐患者配合操作,勿随意挪动肢体。

(2)确认患者的病情、体征:测量脉搏和血压,相关部位的体格检查,如膝关节积液时可行浮髌试验判断关节腔积液情况,评估肢端血运、感觉及活动情况,查看相关影像学资料,确认选择的操作无误。

(3)选择合适的体位姿势并确定穿刺点。

①膝关节:患者取仰卧位,以髌骨上缘的水平线与髌骨外缘的垂直线的交点为穿刺点,经此点贴近髌骨下方向内下进针刺入关节腔;或患者取坐位,屈膝90°,在髌骨下缘髌韧带两侧的膝眼处向后向内进针。

②肩关节:患者取端坐位,患肢轻度外展外旋,肘关节屈曲给予适当支撑。前方入路:于喙突与肱骨小结节之间垂直刺入关节腔;后方入路:于肩峰后外侧角下1～2 cm,向前内侧指向喙突方向刺入关节腔。

③肘关节:肘关节屈曲90°,紧靠桡骨头近侧,于后外向前下进针;或在尺骨鹰嘴顶端和肱骨外上髁之间向内前方刺入关节腔;或经尺骨鹰嘴上方,通过肱三头肌腱向前下方刺入关节腔。

④腕关节:桡侧穿刺点:在腕关节背面,鼻烟窝尺侧,桡骨远端垂直进针刺入

关节腔。尺侧穿刺点:尺骨茎突远端背侧。

(4)消毒铺巾:用聚维酮碘在穿刺点部位,自内向外进行皮肤消毒,消毒范围直径约 15 cm。解开穿刺包,戴无菌手套,检查穿刺包内器械,铺盖消毒孔巾。

(5)局部麻醉:以 5 mL 注射器抽取 1%～2%利多卡因 2～3 mL,在穿刺点作皮肤及皮下的局部浸润麻醉,注射前应回抽,观察无血液后,方可推注麻醉药。

(6)穿刺过程:根据不同的穿刺部位,选择相应的穿刺针。肘关节、膝关节等关节腔相对表浅,可直接选用 10 mL 或 20 mL 注射器进行穿刺;肩关节等关节腔位置相对较深,应选用 18～20 号长穿刺针进行穿刺。穿刺时左手固定进针部位皮肤,缓慢向关节腔进针,当有落空感时,可抽出关节液。如刺入血管,应退出少许,改变方向后再进针;穿刺不宜过深,以免损伤关节软骨。如需关节腔内给药,可将药液用注射器抽好,与穿刺针连接,回抽少量关节液稀释,然后缓慢注入关节腔。

(7)标本送检:根据患者情况选择相应的送检项目(如需注射药物,需在注射药物前送检),如常规、生化、病原学检查等。通过肉眼观察初步判断积液性质:正常滑液为淡黄色透明液体;暗红色或陈旧性血液往往为外伤性;抽出血液中含有脂肪滴,提示关节内骨折;脓液或混浊的液体则提示感染。

(四) 操作技巧及难点

(1)必须在严格的无菌操作下进行关节穿刺术,绝不能将关节囊外化脓菌带入关节腔内,特别在化脓性关节炎穿刺时,一定要对关节周围化脓性炎症或邻近关节的化脓性骨髓炎形成的脓肿相鉴别,以免人为造成化脓性关节炎。

(2)关节穿刺时,必须注意穿刺针头只能进入关节腔内,绝不能刺进关节软骨或骨内,以免引起化脓性感染。

(五) 操作注意事项

(1)严格无菌操作,避免医源性感染。

(2)反复注射类固醇类药物,可造成关节软骨损伤。因此,一次注射不要超过 2 个关节,一个关节短期内不要超过 3 次。

(3)穿刺时,需密切观察患者反应,如有头晕、面色苍白、出汗、心悸等表现,应立即停止抽液,并进行对症处理。

(六) 操作后处理

(1)穿刺完毕后拔针按压,消毒穿刺点,覆盖无菌纱布,以胶布固定;大量穿刺抽液后,还应适当加压包扎,固定。1～2 天减少运动。

（2）术后再次复测患者脉搏及血压，检查肢端血运、感觉及活动情况，并嘱其休息，观察有无术后特殊不适。

（七）操作后常见问题及处理措施

（1）可能并发关节的感染，往往是由于无菌操作不严格，或者是自身存在感染源所导致的。因此要严格无菌操作，排队禁忌证。

（2）可能造成关节内部的一些结构的损害，在穿刺过程中造成关节软骨、韧带、半月板或者是一些血管的损伤。因此操作前反复培训，模拟人演练，避免反复穿刺。

六、脊柱外伤的搬运

（一）操作介绍

（1）对怀疑有脊柱损伤的伤员进行合理的搬运，以免引起或加重脊髓损伤，甚至造成生命危险，并能快速稳妥地转运至医院。

（2）适应证：①脊柱疼痛或触痛；②出现神经性缺损主诉或体征；③脊柱结构变形。

（3）禁忌证：脊柱损伤以后禁止任何让脊柱弯曲的行为搬运。

（二）操作前准备

1．操作者准备

（1）评估现场环境：评估受伤现场环境的安全性，确保救护人员自身安全，做好自身防护。操作物品准备：硬质担架、绑带、沙袋、清洁敷料、绷带等。

（2）伤情评估与处置：①轻拍伤者双肩，呼喊判断意识，如伤者失去意识，迅速判断伤者呼吸、脉搏，必要时行心肺复苏术（CPR）；同时识别伤者是否存在需要紧急处置的致命性损伤，如肢体活动性大出血、气道梗阻、张力性气胸等，一经发现立即予以相应救治措施。②如伤者意识清醒，生命体征基本平稳，且暂未发现致命性损伤，可进一步快速行全身体格检查，排除明显的四肢骨折及脏器损伤。③如伤者合并四肢骨折或其他开放性外伤，则需现场作止血包扎固定处理。

2．患者准备

如伤者神志清醒（搬运前与伤者沟通），告知搬运中的相关注意事项，嘱配合相关救护操作，勿自主活动肢体。

3．操作物品准备

准备硬质担架，固定带，颈托，头部固定器或三角巾等。

（三）操作步骤

（1）颈椎损伤搬运先将伤者双下肢伸直，双手可交叉固定于胸前，硬质担架放在伤者一侧。若伤者受伤后体位为俯卧位，应先进行翻身操作，翻身时注意保持伤者脊柱在同一轴线，勿折叠扭转。

（2）考虑颈部可能损伤时，用颈托或自制简易颈托进行颈部固定后，再行搬运。

（3）一人在伤者的头部，负责搬运时固定承托伤者头颈部。另三人在伤者一侧，单膝跪地，分别在伤者的肩背部、腰臀部、膝踝部，双手掌从伤者背下平伸到其肢体背侧（如为三人搬运，可由靠近头侧的救护人员同时负责头颈部及肩背部的承托）。

（4）扶头的人一般为指挥者，务求所有搬运人员同时用力，保持伤者脊柱为同一轴线，平稳地抬起伤者，放于硬质担架上。

（5）使用沙袋或者折好的衣物放置在伤者颈部的两侧加以固定（考虑颈部损伤时）。用绑带固定伤者额部、上臂及胸部、骨盆、膝部、踝部。

（6）平稳抬起硬质担架，对伤者进行转运。

脊椎外伤的搬运见图 2-6。

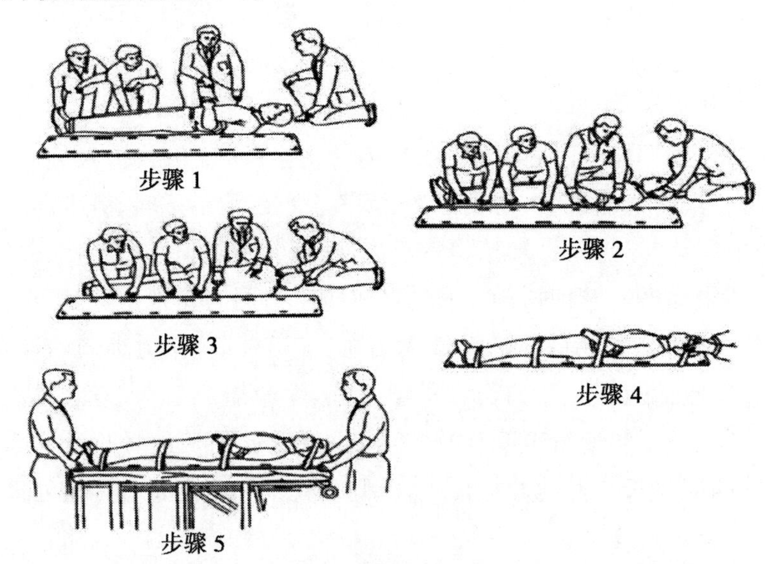

图 2-6　脊椎外伤的搬运

（四）操作技巧及难点

保证患者头颈、躯干、下肢成整体平直拖至担架，严禁采用搂抱或一人抬头，一人抬足的方法，避免增加脊柱的弯曲度，加重脊柱或脊髓的损伤。

（五）操作注意事项

（1）用木板或门板搬运。

（2）先使伤员两下肢伸直，两上肢也伸直置于躯干两侧，木板放在伤员一侧，两至三人扶伤员躯干，使成一整体滚动，移至木板上，或三人用手同时将伤员平直托至木板上。注意防止躯干扭转。

（3）对颈椎损伤的伤员，要有专人托头部，使头颈随躯干一同滚动，或由伤员双手托住头部。严禁随便强行搬动头部。

（4）搬到木板上后，用沙袋或折好的衣物放在颈两侧加以固定。

（六）操作后处理

（1）有条件者应进一步对重症伤者进行心电监护，血压、血氧饱和度等监测，及时补液、吸氧等。

（2）转运过程中注意观察伤者瞳孔、呼吸、口唇及肢体末端循环情况，发现异常及时寻找原因并采取相关急救措施。

（七）操作后常见问题及处理措施

1. 压疮

保持皮肤及床单的清洁和干燥，每 2 h 协助患者翻身一次，交替变换仰卧、侧卧、俯卧等体位，坐位时应间隔 20～30 min 用双手撑起身体，使臀部离开坐垫 30 s，以改善受压部位的血液循环，如皮肤有发红应及时减压。减轻骨突出部位受压，用软枕、海绵等将骨突出部位垫高，特别是后枕部、肩胛部、骶尾部、髋关节、膝关节，以及足跟和内外踝部，必要时使用气垫床。

2. 深静脉血栓形成和肺栓塞

患者由于脊髓损伤后肢体瘫痪，长期卧床等因素容易引起血栓，可以协助患者穿梯度压力弹力袜，给予双下肢气压式血运仪治疗，利用机械性原理促使下肢静脉血流加速，避免血液滞留，必要时应用一些预防血栓的药物。

3. 自主神经反射异常

这是一个需紧急处理的，可能导致脑出血和死亡的严重并发症。临床症状：主要是头痛，有时是剧烈的跳痛，患者可能出现视物不清、恶心、胸痛和呼吸困难。主要体征是突发性高血压，其次是脉搏缓慢或变快，伴有面部潮红、多汗，有时出现皮疹。

4. 呼吸系统并发症

呼吸道感染也是脊髓损伤急性期死亡的主要原因。护理方面应及时清除气道内分泌物，加强翻身、拍背，鼓励患者咳嗽咳痰。实在无力将痰咳出者，应对气道内分泌物勤加吸引。

5. 泌尿系统

对于留置尿管的患者，应保持引流通畅，每天早晚进行会阴部的清洁，及时倾倒引流袋内的尿液，引流袋应保持在患者耻骨联合以下的位置，不可高于膀胱，以免引起尿液倒流，抗返流引流袋每周更换一次，尿管每月更换一次。对于间歇导尿的患者，严格饮水计划，应该遵循导尿时间表及饮水计划，每隔 4～6 h 进行一次导尿，饮水 125 mL/h，每次导尿最好不超过 400 mL，以降低感染和肾脏并发症的风险。

6. 异位骨化

异位骨化即在软组织中形成骨组织 ，脊髓损伤后它的发生率为 16%～58%，发病原因还不是很清楚。一般好发于髋关节，其次为膝、肩、肘关节及脊柱。常发生于伤后 1～4 个月，通常发生在损伤水平以下。

（编者：朱书涛　李卫华　陈瑞华　吴文奇）

第四节　泌尿外科基本技能操作规范

一、男性导尿术

实验学时：4 学时

（一）操作介绍

1. 男性导尿术

男性导尿术是在严格的无菌操作下，将无菌导尿管经尿道插入膀胱引出尿液的技术。

2. 适应证

（1）各种下尿路梗阻所致尿潴留。

（2）对休克、危重者正确记录尿量、比重以观察肾功能。

(3)协助临床诊断,如收集无菌尿做细菌培养,测量膀胱容量、压力及检查残余尿量,鉴别尿闭及尿潴留,膀胱或尿道造影等。

(4)泌尿系统术后留置导尿可促使切口愈合、恢复功能。

(5)盆腔器官术前导尿以排空膀胱,避免误伤膀胱。

(6)膀胱、尿道损伤患者。

(7)治疗作用:如为膀胱肿瘤病人进行膀胱内化疗。

3. 禁忌证

(1)尿道周围有严重感染;(2)急性前列腺炎;(3)急性附睾炎;(4)急性尿道炎;(5)女性月经期。

(二) 操作前准备

(1)操作者准备:与患者及家属沟通,签署同意书;告知可能的并发症,如出血、感染、损伤尿道、继发睾丸附睾炎等其他的意外情况。

(2)患者准备:提前进行会阴部清洁冲洗。

(3)操作物品准备:一次性导尿包(包括无菌手套、无菌单、两把镊子、石蜡棉球、碘伏棉球、一次性尿管及尿袋、气囊注射器)、口罩及帽子(自备)。

(三) 操作规范及流程

(1)操作前要求洗手戴口罩,携用物至床旁核对床号姓名,向患者讲明操作目的,以取得患者配合。操作者站在患者右边,帮助患者脱去对侧裤子,盖在近侧腿部,对侧用被遮盖,近侧盖上浴巾,协助患者取屈膝仰卧位,两腿略外展,暴露外阴。

(2)将小橡胶单和治疗巾(或者导尿包外包装)垫于患者臀下,放治疗盘于会阴部。

(3)打开一次性导尿包外层包布及内层包布。

(4)取出初消包,术者左手戴好手套。

(5)第一次消毒:(消毒外阴)先阴阜(由远及近由上至下 3 次)、阴茎、阴囊,将纱布覆盖阴茎根部,提起阴茎,暴露冠状沟,从尿道口环形向外消毒尿道口→龟头→冠状沟(3 次)。

(6)戴无菌手套、铺洞巾,按顺序排列好用物,检查、润滑导尿管,(可备利多卡因、止痛胶),将弯盘移至洞巾旁。

(7)戴手套铺巾后第二次消毒:尿道口→龟头→冠状沟,自内而外。一手用无菌纱布裹住阴茎,将包皮向后推,暴露尿道口。用消毒棉球消毒尿道口、龟头及冠状沟数次,最后一个棉球稍做停留。污棉球置床尾弯盘内。

(8)一手用无菌纱布固定阴茎,嘱患者张口呼吸,用血管钳夹持导尿管前端,对准尿道口轻轻插入 20～22 cm,(有阻力后,将阴茎向上提起,使之与腹壁成 60°角)见尿液流出再插入 3～5 cm,将尿液引流入治疗碗或弯盘内。

(9)根据导尿管上注明的气囊容积向气囊内注入等量的生理盐水(10～20 mL),轻拉导尿管有阻力感,即证实导尿管已固定于膀胱内。接上尿袋,固定。

(10)如需作尿培养,用无菌试管接取中段尿液 5 mL,盖好瓶盖,放置合适处。

(11)导尿完毕,撤出患者臀下的小橡胶单和治疗巾。协助患者穿好裤子,整理床单位。

导尿示意图见图 2-7。

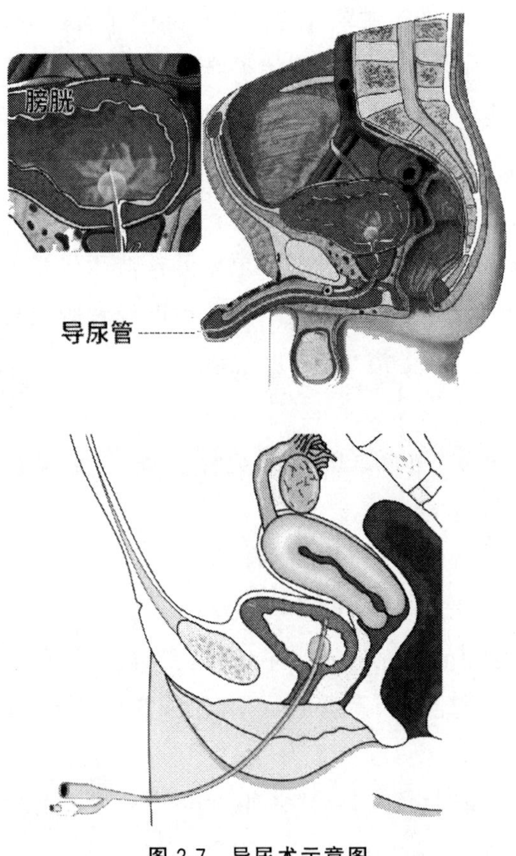

图 2-7　导尿术示意图

(四) 操作注意事项

(1)严格按无菌操作进行,以防感染。

(2)插入时如阻力较大,可将导尿管稍退出后更换方向再插,男性患者尽量将导尿管插到分叉处再气囊注水。

(3)选择光滑和粗细适宜的导尿管,插管动作应轻柔,以免损伤尿道黏膜。

(4) 导尿消毒前应翻开包皮,导尿后请务把包皮翻回来。

(5)遇到阻力时不要轻易退出,通过提阴茎的手配合,增加一定力量,并嘱患者深呼吸,缓缓进入。

(6)对一次不能成功者不要反复盲目试插,以免引发患者紧张和尿道黏膜水肿,造成以后插管困难。

(7)若膀胱高度膨胀,患者又极度虚弱时,第一次放尿不应超过 500 mL,因大量放尿可导致腹腔内压力突然降低,大量血液滞留于腹腔血管内,引起血压突然下降,严重时可以导致休克。此外,膀胱突然减压,可引起膀胱黏膜急剧充血,发生血尿。

(8)测定残余尿和膀胱灌注治疗时,嘱患者先自行排尿。

(9)三腔气囊导尿管行膀胱冲洗时,注意要从小孔进水大孔出水。

(五) 操作后处理

(1)注意尿量,尿液颜色和性质。

(2)做好会阴及导尿管清洁护理。

(六) 操作后常见问题及处理措施

1. 尿管内没有尿液流出

(1)患者确实无尿。

处理:详细了解患者病史,可以注入生理盐水尝试。

(2)插入深度不够或尿管已脱出。

处理:确认尿管前端和气囊在膀胱内,必要时行彩超检查

(3)误入阴道。

处理:请务必更换一只新尿管。

(4)尿管不通畅,或引流袋帽没有拔除。

处理:仔细检查连接,可以注入生理盐水尝试。

(5)尿管打折,尿管前端位置高于膀胱内尿液平面,导致无尿引出。

处理:检查尿管外露点长度,轻轻将尿管向外牵拉。

(6)插入瘤体。膀胱肿瘤患者如尿管插入肿瘤体内,也可出现无尿液引出。

处理:必要时行彩超检查。

2. 导尿后血尿

原因：

(1)尿管插入深度不够便注水固定。

(2)尿管粗细不合适，操作粗暴，反复插管引起尿道黏膜水肿，损伤黏膜致出血。

(3)囊内液体尚未抽出即自行拔除尿管。

(4)其他各种原因引起的尿道黏膜损伤。

(5)急性尿潴留患者因快速引流尿液，膀胱壁剧烈收缩出血。

处理方案：

(1)确认导尿前无血尿。

(2)注入生理盐水，临时行膀胱冲洗，观察一下。

(3)疑为尿路损伤或严重肉眼血尿，请上级医生查看指导。

3. 尿管周围漏尿

(1)膀胱痉挛：气囊刺激膀胱颈部肌肉引起强烈收缩，引起阴茎痛和漏尿。

处理：减少气囊内液体量，给予抗胆碱药。

(2)尿管过细、气囊内液体过少或气囊畸形，使膀胱颈处于一个开放状态，当膀胱内压力大于尿道夹闭能力时即出现漏尿。

处理：换略粗的尿管，按规定气囊再注水。

(3)导尿管堵塞导致漏尿：急性尿路感染、尿沉淀物产生、钙盐沉积、出血会导致尿管堵塞，尿液流出不畅，当膀胱容量达到一定量时，尿液从尿管周围溢出或尿潴留。

处理：更换导尿管。

(4)尿道括约肌和盆底肌肉松弛，使膀胱颈处于一个开放状态，出现漏尿。多见于脊柱科病人。

处理：换略粗的尿管，将尿管向外稍牵拉。

4. 导尿后泌尿道感染

原因：(1)导尿为侵入性操作。使用14天后，所有导尿管中都将出现细菌；(2)任何导尿管都可能刺激膀胱壁，导致粘膜分泌白细胞、红细胞或蛋白；(3)女性尿道周围有肠道细菌，大约2/3的患者会发生菌尿。

处理：

(1)尿道护理：应注意每日清洁消毒尿道口及会阴，男性应确认冲洗龟头和包皮。

(2)注意管路的固定。严防尿液回流,尤其搬动患者或变换体位时。

(3)始终保持尿管与尿袋或导管管阀连接,保持集尿系统的密闭。

(4)建议每 24 h 更换 1 次尿袋。

关于膀胱冲洗:

(1)对大多数患者而言,每天可产生 1000～2000 mL 的尿,这将有助于冲洗导尿管,也是最好的膀胱冲洗。

(2)尽量避免膀胱冲洗,必要时严格无菌技术,并采用三腔尿管。有研究表明,膀胱冲洗对菌尿无明显作用,更易增加感染机会。

5. 尿管无法拔除

处理方案:

(1)轻柔缓慢的抽空气囊,如果用一较大负压的注射器抽吸,气囊通道可能被抽瘪。再向注水 1～2 mL,反作用力可能冲开阻塞的导管。

(2)在远端剪下气囊分叉部位尿管,并固定,防止剩余尿管滑入尿道。此时气囊可能自行排空。

(3)用细长针或导丝穿过气囊腔道,在膀胱内刺破气囊。

(4)B 超定位膀胱内气囊,从耻骨上进长针刺破气囊。

(5)试着最大程度注水,胀破气囊。但这样会导致气囊碎片滞留膀胱,将来形成结石或感染。

二、耻骨上膀胱穿刺造口术

(一)操作介绍

(1)耻骨上膀胱穿刺造口术:以膀胱穿刺套管针做耻骨上膀胱穿刺后插入导尿管引流尿液的方法。

(2)适应证:①各种原因导致的尿潴留导尿未成功;①某些下尿路手术需要膀胱穿刺造口(如尿道成形术);③尿道外伤后不能留置导尿管;④留置导尿管引起严重感染(如出现睾丸附睾炎、尿道炎)。

(3) 禁忌证:①严重凝血功能障碍;②膀胱未充盈盆腔;③有下腹部盆腔手术史(相对禁忌);④婴儿或任何情况引起的膀胱容量过少;⑤过度肥胖,普通穿刺针长度不够;⑥膀胱或盆腔肿瘤有穿刺损伤可能。

（二）操作前准备

（1）操作者准备：与患者及家属沟通，签署穿刺同意书；告知可能的并发症，如出血、感染，损伤周围组织、血管、神经，药物过敏，穿刺不成功改开放手术，麻醉意外、心脑血管意外；其他不可预料的意外。

（2）患者准备：提前进行会阴部备皮。

（3）操作物品准备：膀胱穿刺针、双腔气囊导尿管、手套、碘伏、局部麻醉药（2%利多卡因 10 mL）、10 mL 注射器、100 mL 生理盐水、刀片、针线、引流袋；口罩、帽子（自备）。

（三）操作规范及流程

（1）与患者沟通：介绍自己，核对患者姓名、性别、床号等，同时嘱咐其操作前注意事项。

（2）体位选择及消毒：患者仰卧位，下腹部用碘伏消毒，术者戴手套，铺巾，检查器械用物。

（3）穿刺前准备：穿刺前再次确认膀胱充盈，如膀胱未充盈，可从尿道向膀胱灌注无菌生理盐水直至充盈。

（4）麻醉：在耻骨联合上 2 横指中线处用 2%利多卡因作局部麻醉达膀胱壁。

（5）穿刺：①在选定穿刺部位开始注射局部麻醉药，腹壁逐层麻醉，并以垂直皮肤的角度刺入膀胱，进入膀胱有落空感，且有尿液抽出。拔出细针，测量皮肤至膀胱深度。②再在穿刺处做 1～2 cm 的皮肤切口，直达腹直肌前鞘，右手持握膀胱穿刺针，左手在下方保护，沿原细针方向刺入膀胱。③有尿液溢出后，将穿刺套管再置入 2 cm，可以一边退出针芯，一边送外套管。自外套管插入适当口径导尿管，气囊位于膀胱内，注水 10 mL 防止尿管滑出，回退导尿管使气囊位于较高位置，导尿管末端接引流袋，缝合固定一针。

（6）盖上敷料，用胶布固定，整理物品。

膀胱穿刺造瘘术如图 2-8 所示。膀胱造瘘管留置如图 2-9 所示。

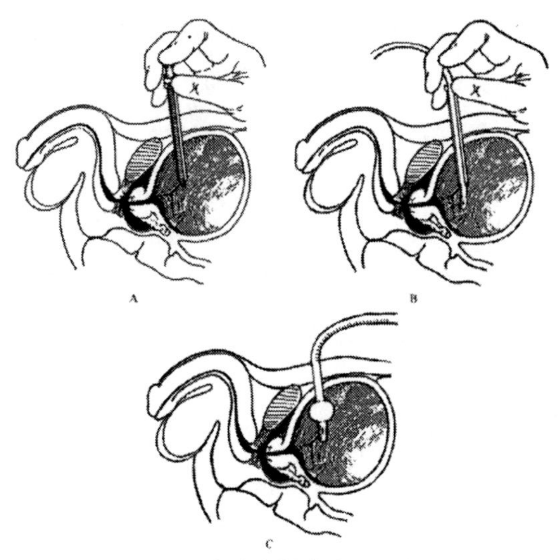

图 2-8　膀胱穿刺造瘘术示意图

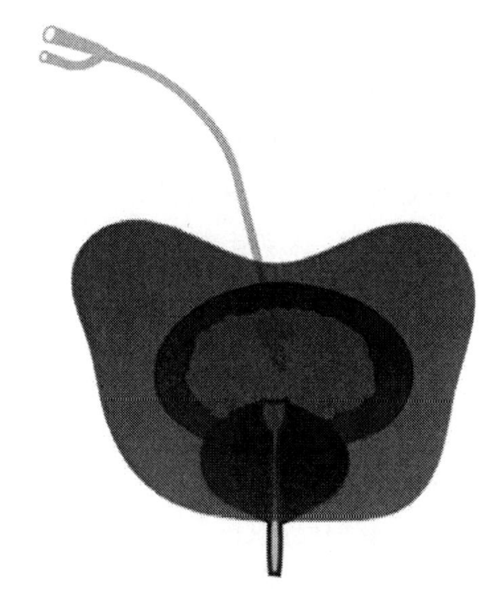

图 2-9　膀胱造瘘管留置示意图

（四）操作注意事项

(1)严格掌握适应证及禁忌证。

(2)穿刺前必须确定膀胱已充分充盈，若不能通过查体证实，可使用B超证实膀胱已充盈。

(3)严格无菌操作，防止感染发生。

(4)穿刺点切忌过高，以免误刺入腹腔。

(5)穿刺针不宜过深，以免误伤肠管。

(6)抽吸尿液时,应固定好穿刺针,防止摆动并保持深度,以减少膀胱损伤。

(7)膀胱穿刺造口后,引流管深度适当并保持通畅,防止尿液从膀胱造口管渗出。

(五)操作后处理

(1)穿刺毕后让患者静卧休息,检测患者脉搏及血压。

(2)观察术后反应,注意并发症,如严重血尿、肠道损伤等。

(六)操作后常见问题及处理措施

1. 穿刺误入腹腔

原因:穿刺位置过高

处理:如果只损伤腹膜,无腹膜炎症状可暂时观察;如果损伤肠管,则需要行手术治疗修复肠管。

2. 出血或血肿

原因:

(1)穿刺位置过低进入前列腺静脉丛。

(2)前列腺增生症患者中,膀胱壁继发性增厚的同时,其表面常有一些迂曲粗大的血管,穿刺时损伤这些血管时会引起出血或血肿。

处理:急性出血需要输血补液,必要时及时手术探查止血,膀胱出血需要持续膀胱冲洗。

3. 膀胱刺激症状

原因:导尿管刺激膀胱三角区。

处理:可调整造瘘管位置,或者口服米拉贝隆、索利那新等药物减轻刺激症状。

(编者:侯俊清　赵振华　曹松强　王志强　李松　张建华)

第五节　乳腺外科基本技能操作规范

一、乳腺查体

实验学时:1学时

(一) 操作介绍

(1)乳腺临床体格检查:指由专业医生对乳房进行全面、细致的检查,是早期发现乳腺疾病必不可少的环节,因为只有通过乳腺临床体格检查可以发现可疑病例和选择恰当的辅助检查。

(2)检查内容:视诊、触诊。

(3)临床意义:对于乳腺疾病的早期发现、早期诊断、早期治疗具有很高的临床意义,也能为实验室检查、影像学检查和组织病理学检查提供检查思路和诊断方向。

(二) 操作前准备

(1)着装整洁,检查前七步洗手法洗手,戴口罩帽子。

(2)态度和蔼,严肃认真,语言告知。注意人文关怀和患者隐私保护,异性检查需有第三人在场。

(3)准备洗手液,擦手纸,软枕。

(三) 操作规范及流程

1. 乳房视诊

(1)患者取坐位或仰卧位,面对光线,正确暴露胸部,上半身完全裸露,或者上至颈以下,下至上腹部,两侧至腋中线。检查者站在被检查者右侧。

(2)乳房外形和皮肤描述:两侧形态、大小是否对称,有无局限性隆起或凹陷,皮肤有无红肿、皮疹、溃破、"酒窝征"、"桔皮征",浅静脉是否扩张,皮肤皱褶等。

(3)乳头描述:双侧乳头是否在同一水平线上,有无畸形、抬高、回缩、凹陷、糜烂及脱屑、偏移;乳晕颜色有否异常,有无湿疹样改变等。乳头有否溢液或者分泌物溢出。

2. 乳房触诊

(1)被检查者仰卧位(乳房肥大、下垂者肩下垫软小枕)或坐位,正确暴露胸部,上至颈以下,下至上腹部,两侧至腋中线。

(2)由健侧乳房开始,后检查患侧。检查者首先将自己双手对搓使之暖和,右手指和手掌平置于乳房,手掌要平伸,四指并拢,用指腹轻施压力按顺序来回滑动触诊。不可用手指抓捏乳腺组织。

(3)触诊顺序:外上→外下→内下→内上→中央区。外上包括腋尾部。

(4)触诊内容:乳房硬度和弹性,有无压痛、包块。触诊中央区后应轻挤压乳头乳晕区有无溢液。如有包块描述:包块位置、形态、大小、数目、质地、表面光滑度、边界清晰度、活动度及有无触痛;有无波动感;轻捏起局部皮肤明确包块是否与皮肤粘连。同胸壁有无粘连。如有溢液依次挤压乳晕四周,明确溢液来自哪个方向乳管。单侧还是双侧,单孔、多孔,溢液的性状如何:清水样、乳汁样、血性、脓性等。

乳房触诊如图 2-10 所示。

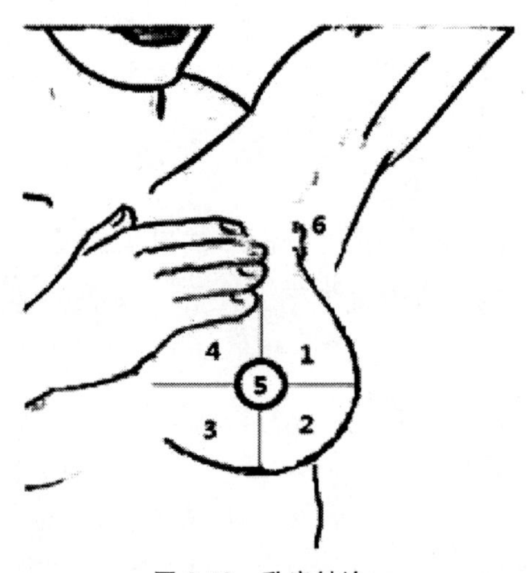

图 2-10　乳房触诊

3. 腋窝触诊检查

(1)检查者站在患者右侧(如果被检者坐位,检查者站在患者前、外侧)。右手检查左腋窝,左手检查右腋窝。

(2)被检者平卧位,患者上肢外展,检查者手指掌面压向胸壁,四指并拢以手放平扪之,不可提抓腋下组织或腋下皮肤。被检者坐位时,嘱患者放松上肢,搁置于检查者的前臂上。

(3)用手轻柔地自腋顶部触诊尖群淋巴结,贴近胸壁从上而下触诊中央群淋巴结;转向腋窝前壁,触诊胸肌群淋巴结;转向腋窝后壁,触诊肩胛下群淋巴结;转向外侧,触诊外侧群淋巴结;最后触诊锁骨下及锁骨上淋巴结。

液窝触诊如图 2-11 所示。

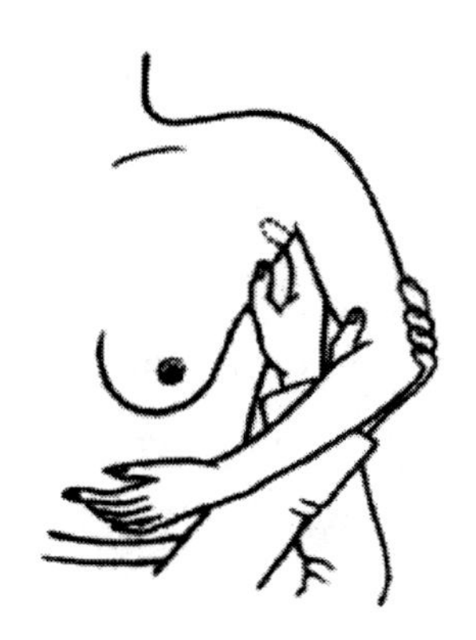

图 2-11　腋窝触诊

(四) 操作注意事项

(1)安静整洁,相对遮蔽,注意保护患者隐私。

(2)异性检查需有第三人在场。

(3)检查者站在被检查者右侧。

(4)由健侧乳房开始,后检查患侧。

(5)触诊乳房均用右手。

(6)触诊乳房顺序:左侧顺时针、右侧逆时针。

(五) 操作后处理

检查完毕应语言告知,协助被检者整理衣物,交代注意事项或后期检查。用七步洗手法洗手。

(六) 操作后常见问题及处理措施

出血、乳管损伤:动作应轻柔。

二、乳房肿块切除术

实验学时:4学时

(一) 操作介绍

1. 乳房肿块切除术

乳房肿块切除术是1997年公布的医学名词,为治疗乳房疾病的一种手术方式。

2. 适应证

(1)纤维腺瘤;(2)乳管内乳头状瘤;(3)局限性乳腺增生随诊无消退或局部病灶有恶性病变可疑;(4)疑为乳腺癌,空心针穿刺活检不能明确;(5)短期内迅速长大的实质性肿块;(6)复杂囊肿或者囊壁不均匀增厚,囊实性肿块。

3. 禁忌证

(1)全身出血性疾病患者;(2)肿物合并周围皮肤急性感染情况者。

(二) 操作前准备

1. 操作者准备

(1)明确手术目的:切除乳房内肿物,以确定性质,提供治疗措施。(2)与患者及家属沟通,签署手术同意书及授权委托书,告知可能的并发症:麻醉意外、血管意外、出血和感染;病理为恶性,需进一步治疗,伤口愈合不良、瘢痕、变形、疼痛不适、影响哺乳,其他无法预计的风险或并发症等。(3)对患者进行心理疏导、对术区备皮,交代围手术期注意事项。(4)戴好帽子,口罩,外科洗手。洗手前注意修剪指甲。

2. 患者准备

提前同患者沟通,告知操作前需注意准备的事项,如患者术前8小时禁食、6小时禁水等。

3. 操作物品准备

(1)消毒用品:络合碘、75%医用酒精;(2)药品准备:2%利多卡因10 mL、0.9%生理盐水,1 mg/支肾上腺素1支;(3)物品准备:无菌敷料包、一般外科包:如小号带容量标示不锈钢杯、治疗盘、治疗碗、无菌孔巾、圆刀片、刀柄、组织钳、小血管钳、有齿镊、持针器、组织剪、线剪;(4)其他:3—0号线、4—0号线、角针、4—0可吸收缝线、纱布,5 mL注射器1支,标本袋1个,无菌手套若干,福尔马林、胶带、洗手液等。

（三）操作规范及流程

（1）与患者沟通：介绍自己，与患者、巡回护士核对患者姓名、性别、住院号、手术部位。

（2）查看患者相关检查资料，如钼靶片、超声检查、乳腺磁共振等报告，切口设计并标记，确认需要的手术及手术部位无误。

（3）外科洗手、穿手术衣，戴无菌手套。

（4）消毒（三遍，注意范围）、铺巾。

（5）麻醉：局部浸润麻醉或区域阻滞。配麻醉药（2%利多卡因，加生理盐水及0.5 mg肾上腺素，抽生理盐水及麻醉药时核对药名、浓度），沿切口线及肿块周围行局部浸润区域阻滞，与皮肤成45°进针，注射麻药前排气，回抽，边退针边推注麻药，测试麻醉效果。

（6）手术步骤：①切开皮肤、皮下组织；②用组织钳将一侧皮缘提起，沿肿块周围；③剪刀锐性或钝性分离，游离肿块的两侧，分离基底部，完整切除肿块及包膜，遵循无菌技术，减少挤压，注意安全切缘；④探查有无肿块残留或多发肿块；⑤标本送病理检查；⑥切口彻底止血，清点器械、敷料无误后消毒皮肤缝合切口；⑦盖无菌敷料，加压包扎。

（四）操作注意事项

（1）术前核对病历资料，严防左、右侧手术错误。

（2）严格无菌操作。

（3）注意无瘤技术。乳腺腺瘤、有明确包膜的囊肿等可在其与正常乳腺的间隙中用剪刀做锐性与钝性分离。病变处与正确组织无明显界限者应将肿瘤组织及其周围0.5～1 cm内的正常组织一并切除。对已确诊为恶性肿块切除者，应采取锐性分离，保留一定的安全切缘。

（4）乳腺切口设计要注意美观、隐蔽。

（5）术中注意观察患者反应，有无紧张、焦虑情绪，有无心悸、胸闷、气促等麻醉药过敏反应及疼痛不适。

（五）操作后处理

（1）标本送检（快速病理或常规病理）。

（2）告知术后注意事项。术后注意有无疼痛、出血、切口感染等，并作出相应处理。告知患者适时换药拆线，追病理结果，指导后续综合治疗。

（六）操作后常见问题及处理措施

(1)左、右侧错误。处理措施：术前仔细核对患者姓名、性别、住院号、手术部位。术前查体并标记切口。

(2)操作过程未注意保护患者隐私。处理措施：关注保护患者隐私，注重人文关怀。

(3)操作违反无菌原则。处理措施：熟练掌握操作全过程，严格区分无菌区、无菌物品，必要时更换。

（编者：田艳艳）

第六节　急诊科基本技能操作规范

单人徒手心肺复苏术

实验学时：4 学时

（一）操作介绍

(1)操作目的：通过人工胸外按压、开放气道、人工呼吸三个环节的支持，以对患者的心、肺、脑和其他重要脏器持续供血、供氧，从而为进一步抢救生命创造条件。

(2)适应证：各种原因引起的心脏骤停。

(3)禁忌证：①胸壁开放性损伤；②肋骨骨折；③胸廓畸形或心包填塞。

（二）操作前准备

(1)操作者准备：仪表端庄、衣帽整齐。

(2)操作物品准备：纱布 2 块、弯盘 2 个、手电筒 1 个（物品摆放有序，分类放置）。

（三）操作规范及流程

巡视上下左右四个方向，评估周围环境是否安全。

(1)识别意识、呼叫求救。

①判断意识：低头凑近患者耳旁，分别在双耳侧呼叫并拍打双肩(力度适中)并呼唤“喂！你怎么了?”观察患者有无反应，判断意识是否丧失。

②立即大声呼叫周围人员：请帮忙拨打“120”救助，并取来AED，立即启动应急反应系统；同时记录抢救开始时间。

③判断呼吸：观察胸部是否有呼吸运动，识别呼吸是否停止。

④检查患者循环征象：触摸颈动脉搏动手法规范、正确。(搏动触点在甲状软骨旁胸锁乳突肌内侧，判断时间5～10 s)

⑤摆放正确体位：将患者去枕、平卧于硬板床或地上，呈仰卧体位，保持患者身体平直、四肢无扭曲。站于患者右肩侧，松解开患者衣领和腰带(便于呼吸顺畅和按压定位)。

(2)立即进行胸外心脏按压。

①挤压部位：胸骨中下1/3交界处：两乳头连线与胸骨交叉中点(要求定位动作准确、清晰到位，按压手的掌根部紧贴患者胸骨)。

②方法：

a. 一手掌根部紧贴按压部位，另一手重叠其上，指指交叉，翘起5个手指。

b. 双臂伸直，肘关节不得弯曲，并与患者胸部呈垂直方向，用上半身重量及肩臂肌力量向下用力按压，不得倾斜。

c. 力量均匀、有节律，按压频率为100～120次/min，不得冲击式按压。

d. 按压应使成人胸骨下陷至少5 cm(但不超过6 cm)。

e. 每一次按压后要允许胸廓充分回弹，放松充分，但掌根部不离开胸壁。

f. 按压持续不中断，若必须中断则停止按压时间不得超过10 s。

g. 按压过程中应始终观察患者的面色改变。

(3)清理、畅通气道。

①清除口鼻咽污物：打开患者口腔，检查有无活动性义齿和口鼻腔异物，将头偏向一侧用清洁纱布清除口鼻腔污物。(如有活动义齿应取出)

②仰头举颏法开放气道：一手掌根尺侧缘(小鱼际)置于患者前额，向后方施加压力，另一手的食指和中指向上向前托起下颌，使患者口张开。(下颌角与耳垂的连线应与地面接近垂直)。

③立即建立人工呼吸：操作者用按于前额的拇指、食指捏紧患者双侧鼻翼，将

患者的口完全包在操作者的口中，给予每次持续1秒钟的吹气，直至患者胸部上抬。一次吹气完毕后，松鼻，离口，面向胸部，观察患者胸部向下塌陷后，紧接着做第二次吹气(应避免通气过度)。

(4)继续胸外按压与人工呼吸，反复交替五个周期。(大约2分钟)

胸外按压与人工呼吸的配合：胸外按压：人工呼吸=30：2。

(5)评估CPR是否成功。

①检查患者自主呼吸和颈动脉搏动是否恢复(判断时间5～10 s)。

②检查患者意识、双侧瞳孔及对光反射情况(使用手电筒看瞳孔手法正确)。

③口唇、甲床、肤色转红润。

(6)复苏成功记录抢救结束时间。

(7)整理患者衣物，注意保暖，摆放合适体位。(头偏向一侧)

(四) 操作注意事项

(1)心脏骤停后，判断动脉搏动与呼吸的时间应控制在5～10 s。

(2)按压部位应准确：

成人——胸骨中下1/3交界处或两乳头连线与胸骨的交叉点。

婴儿——在两乳头连线与胸骨交叉点的下方一横指的位置。

(3)按压频率、深度应均匀一致，避免冲击式按压。

①按压深度：成人——使胸骨下陷至少5cm，但不超过6cm。

儿童、婴儿——使胸骨下陷胸部前后径的1/3(儿童4～5 cm，婴儿2～3 cm)。

②按压频率：100～120次/min，按压与放松的时间比为1：1。

(4)按压过程中，掌根不能离开胸壁；每次按压后要让胸廓有充分的回弹，尽量不中断按压，如果必须中断，则中断时间应<10 s。

(5)人工呼吸时每次吹气时间应持续1 s，但注意送气量不宜过大，以免引起患者胃部胀气，影响呼吸效果。

(6)无论单人法或双人法，成人的人工呼吸与按压比例均为30：2(按压30次，连续吹气2次为一个周期)要求做5组为一个循环。完成五组后(约2 min)，再重复检查脉搏、呼吸及其他征象有无恢复。

(7)操作者需急救意识强，操作熟练，沉着冷静，手法正确；关心、体贴患者，注意保护隐私部位。

(8)掌握心脏按压成功的有效指征:①心音及大动脉搏动恢复;②自主呼吸恢复;③收缩压≥60 mmHg;④瞳孔缩小,光反射恢复;⑤肤色转红润。

(9)整个操作应控制在 3 min 内完成,以免影响抢救效果。

(编者:李冰梅　曹松强)

第三章　妇产科基本技能操作规范

一、妇科检查

实验学时:4学时

(一) 操作介绍

1. 妇科检查

妇科检查是针对女性的外阴、阴道、宫体、宫颈、卵巢、输卵管进行的检查,是女性生殖器疾病衣断的重要手段。通过该项检查,可以了解受检者是否患有妇科方面的疾病,如宫颈癌、阴道炎、白带异常等。

2. 适应证

对于女性而言,无论是否患有妇科疾病,都可以进行妇科检查,即便患者是健康的,也可以定期进行该项检查。

3. 注意事项

(1)月经期尽量避免行妇科检查。如有异常阴道流血必须检查,应先消毒外阴,使用无菌手套及器械,以防发生感染。

(2)无性生活史者,禁做阴道窥器检查及双合诊检查,应行直肠一腹部诊。确有必要时,需要征得患者或家属(对于未成年患者)同意并签字后,再行阴道窥器检查及双合诊检查。

(3)疑有盆腔内病变的患者,如腹壁肥厚、高度紧张不合作等致双合诊检查不满意时,可在麻醉下进行盆腔检查,或改行超声检查。

(4)男医生检查患者时需有女性助手或女护士陪同。

(二) 操作前注意事项

(1)在检查前,需要让受检者排空膀胱,如果需要进行尿液检查,可以先留取尿液,再进行盆腔检查。

(2)检查前,患者需要充分了解检查过程中可能会出现的不适感,缓解情绪,避免过度紧张。

(3)检查前女性应当对私密部位进行清洗,保证该部位的清洁、干燥。

(4)(巡视上下左右四个方向)检查前尽量选择宽松、易于穿脱的衣物。

(三)操作规范及流程

1. 操作前准备

排空膀胱(尿失禁者或盆腔脏器严重脱垂患者除外),必要时导尿。大便充盈者应于排便或灌肠后检查。为避免交叉感染,每位患者应在臀部下放置一次性垫单,患者取膀胱截石位,臀部置于检查台缘,头部略抬高,双手平放于身旁。检查者面向患者,站立在其两腿之间。如患者病情危重也可在病床上检查,检查者站于病床的右侧。

2. 外阴部检查

观察外阴部的发育是否正常、阴毛多少与分布,有无水肿、皮炎、溃疡、赘生物,皮肤和黏膜色泽变化;(左手戴手套或用棉签)分开小阴唇,暴露阴道前庭后,观察尿道口及阴道口情况;了解有无会阴陈旧裂伤;嘱患者屏气用力,观察有无尿失禁,子宫脱垂或阴道前、后壁膨出等。

3. 阴道窥器检查

(1)放置:检查者一手拇指、食指分开两侧小阴唇,另一手将窥器两叶并拢,表面涂润滑剂以利插入,斜行沿阴道侧后壁缓慢放入阴道内,同时将窥器转平并张开两叶,暴露子宫颈、阴道壁及阴道穹部。

(2)视诊:注意阴道黏膜颜色,皱襞多少,有无畸形、赘生物以及分泌物的量、性质、颜色,有无异味等,必要时取典型分泌物进行检验。观察子宫颈大小、颜色、外口形状,有无糜烂、腺体囊肿、赘生物或接触性出血等,必要时采集宫颈外口鳞一柱交界部脱落细胞作宫颈细胞学检查和 HPV 检测。

(3)取出:取出窥器前,应先将其前、后叶合拢再沿阴道侧后壁缓慢取出。

4. 双合诊(阴道一腹部诊)

(1)检查阴道:检查者一手戴无菌手套,以食、中两指蘸润滑剂后放入阴道内,触摸阴道的弹性、通畅度、深度,有无触痛、畸形、肿物、阴道后穹窿结节及饱满感。

(2)检查宫颈:触诊子宫颈大小、形状、软硬度,有无举痛或摇摆痛,有无肿物或接触性出血等。

(3)检查子宫及附件:将置于阴道内的手指放在子宫颈后方,另一手的四指放患者腹部平脐处,当阴道内手指向上向前抬举子宫颈时,腹部手指向下向后按压腹壁,并逐渐向耻骨联合移动,通过内外手指同时分别抬举和按压,互相协调,检查子宫的位置、大小、形状、软硬度、活动度及有无压痛。然后将置于阴道内的手指移向阴道侧穹隆,置于下腹部的手同时自该侧髂嵴水平开始移向盆腔的同侧与阴道内手指对合,检查子宫旁组织及附件。正常输卵管难以扪及,卵巢有时可触及,压之有酸胀感。注意附件区有无增厚、压痛或肿块,如有肿块,应进一步查清肿物的大小、形状、软硬度、活动度,有无压痛以及与子宫的关系。

5. 三合诊(阴道一直肠一腹部诊)

以一手示指伸入阴道,中指伸入直肠,另一手置于下腹部协同触诊。可查清后倾或后屈子宫的大小,子宫后壁情况,主韧带、骶韧带、直肠子宫陷凹、阴道直肠隔、盆腔内侧壁及直肠等情况,注意有无增厚、压痛及肿瘤。如宫颈癌患者必须做三合诊检查,以确定临床分期,指导治疗。

6. 直肠一腹部诊

适用于无性生活史、阴道闭锁或其他原因不宜行双合诊的患者。以一手食指伸入直肠,另一手置于下腹部协同触诊,了解盆腔情况。

7. 记录结果

按解剖部位先后顺序记录检查结果。

二、产科检查

(一) 腹部检查

1. 操作前准备

向孕妇交代检查的目的,如检查子宫大小,胎产式、胎先露、胎方位及胎先露是否衔接。适用于妊娠中晚期孕妇(孕 24 周后)。无绝对禁忌证,但对于子宫敏感、先兆早产者动作应轻柔,减少检查时间和次数,对足月已有宫缩者,应在宫缩间歇期检查。

2. 用物准备

皮尺、洗手液、一次性臀部垫单、胎心听筒或胎心多普勒、手表、屏风、手套、记录笔。

3. 操作步骤

孕妇排空膀胱,仰卧位,头部稍垫高,双腿略屈曲稍分开。检查者洗手后立于孕妇右侧。

(1)视诊:观察腹形和大小。腹部有无妊娠纹、手术瘢痕及水肿等。

(2)触诊:

①测量宫底高度及腹围:确定子宫底位置,用软尺测量耻骨联合上缘到子宫底的距离为宫底高度。软尺平脐绕腹部一周的长度为腹围。

②四步触诊:前3步检查,检查者面向孕妇头端,第4步检查时,检查者应面向孕妇足端。

第1步:检查者两手置于子宫底部,了解子宫外形并确定宫底高度,估计胎儿大小与妊娠周数是否相符。然后以两手指腹相对轻推,判断子宫底部的胎儿部分,如扪及硬而圆且有浮球感为胎头,如软而宽且形状略不规则为胎臀。

第2步:检查者左、右手分别置于孕妇腹部左、右侧,一手固定,另一只手轻轻深按,两手交替。胎背侧平坦饱满,可变形的高低不平部分为胎儿肢体侧,有时触及胎儿肢体活动,更易判断

第3步:检查者右手拇指与其余4指分开,置于耻骨联合上方握住胎先露部,进一步明确是胎头或胎臀,左右推动胎先露部确定是否衔接。如果仍浮动,表示尚未衔接入盆,如已衔接,则胎先露部不能被推动。

第4步:检查者面向孕妇足端,双手分别置于胎先露部的两侧,向骨盆入口方向向下深按,再次核对胎先露部的判断是否正确,并确定胎先露部入盆的程度。

(3)听诊:常在靠近胎背上方的孕妇腹壁听诊。听诊的部位取决于先露部及其下降程度。头先露时胎心在脐下左、右两侧,臀先露时在脐上左、右两侧,肩先露时可在脐周闻及。

(二)骨盆外测量

1. 操作前准备

向孕妇交代检查目的,即了解骨盆大小及形态。这是产前常规检查,无绝对禁忌证。操作前需向孕妇介绍检查的目的、过程,需配合的事项,了解孕妇产检情况、现病史、既往分娩史,关注有无骨盆外伤,手术史。

2. 用物准备

软尺、骨盆外测量仪、骨盆出口测量器、快速手消毒液、屏风、手套、一次性臀部垫单、液状石蜡、记录笔。

3. 操作步骤

孕妇排空膀胱后仰卧于检查床上,臀下垫一次性垫单。检查者洗手后站立于

患者右侧。校准骨盆外测量器。

(1)髂棘间径：孕妇取仰卧位，两腿伸直，测量两侧髂前上棘外缘间的距离。正常值 23～26 cm。此径线可间接推测骨盆入口横径。

(2)髂嵴间径：孕妇取仰卧位，两腿伸直，测量两髂嵴最宽点外缘的距离。正常值 25～28 cm。此径线也可间接推测骨盆入口横径。

(3)骶耻外径：孕妇取左侧卧位，左腿屈曲，右腿伸直，测第 5 腰椎棘突下缘(髂嵴后连线中点下 1.5 cm，相当于米氏菱形窝上角)至耻骨联合上缘中点的距离。正常值 18～20 cm。此径线可间接推测骨盆入口前后径长度，是骨盆外测量中最重要的径线。

(4)坐骨结节间径：孕妇取仰卧位，两腿向腹部弯曲，双手抱膝，充分向两侧外上方展开；检查者面向孕妇，立于孕妇两腿之间。测量两坐骨结节内侧缘的距离。正常值 8.5～9.5 cm。此径线可直接推测骨盆出口横径长度。

(5)出口后矢状径：坐骨结节间径＜8cm 者应测量出口后矢状径。检查者戴手套，右手食指伸入孕妇肛门向骶骨方向，拇指置于孕妇体外骶尾部，找到骶骨尖端。骨盆出口测量器测量杆一端置于坐骨结节间径的中点，另一端放在骶骨尖端处，于测量器刻度上即可得到出口后矢状径，正常值 8～9 cm。出口后矢状径与坐骨结节间径之和＞15 cm 表示无明显骨盆出口狭窄。

(6) 耻骨弓角度：孕妇取仰卧位，两腿向腹部弯曲，双手抱膝，充分向两侧外上方展开；检查者戴一次性检查手套后面向孕妇，立于孕妇两腿之间。检查者两拇指分别放于两侧耻骨降支上，两手拇指指尖于耻骨联合下缘对拢，测量两拇指间的角度。正常值为 90°，小于 80°为异常。此角度反映骨盆出口横径的宽度。

三、阴道分泌物检查

(一) 操作介绍

1. 阴道分泌物检查

阴道分泌物是女性生殖系统分泌的液体，主要由阴道黏膜、宫颈腺体、前庭大腺及子宫内膜的分泌物混合而成。生理性阴道分泌物为乳白色，也称为白带，呈稀糊状或蛋清样，黏稠无腥臭味，呈弱酸性，pH4.0～4.5。阴道乳酸杆菌较多，鳞状上皮较多，而白细胞或脓细胞较少，球菌较少见到，分泌物检验主要用于女性生殖系统炎症肿瘤的诊断和雌激素水平的判断以及健康体检等。

2. 适应证

(1)常规妇科体检时进行阴道分泌物检查;(2)受检者阴道分泌物异常,应进行相应病原体检查;(3)人乳头瘤病毒(HPV)检查;(4)宫颈黏液结晶检查,可用于判断受检者所处月经周期的不同阶段。

3. 禁忌证

患者检查前 24 h 内避免性生活,阴道冲洗、上药或检查。

4. 不同阴道分泌物检查的适用情况(判断要行何种检查)

(1)常规检查,即进行阴道分泌物滴虫、假丝酵母菌及清洁度检查;(2)受检者阴道分泌物异常,应进行相应病原体检查,如线索细胞、支原体、衣原体、淋球菌检查等;(3)人乳头瘤病毒(HPV)检查;(4)宫颈黏液结晶检查,用于判断月经周期的不同阶段。

(二) 操作前准备

(1)操作者准备:了解有无性生活史。告知患者检查的必要性及具体内容。

(2)操作物品准备:一次性臀部垫单、无菌手套、一次性检查手套、聚维酮碘、消毒器械、一次性阴道窥器、妇科长棉签、棉拭子、干净玻片、试管、培养管、尖嘴长弯钳、显微镜、生理盐水(备用)、10%氢氧化钾溶液、记号笔和标签纸。

(三) 操作规范及流程

(1)与患者沟通:介绍自己,核对患者姓名、床号等,同时嘱咐患者操作前注意事项(是否排空小便)。

(2)再次确认患者的病情,确认需要的操作无误。

(3)患者排空小便后取膀胱截石位,臀下垫一次性垫单。检查者面向患者,站立在其两腿之间。如患者病情危重,也可在病床上检查,检查者站立于患者的右侧。

(4)放置阴道窥器。

(5)如行常规检查,用棉拭子于阴道后穹窿及阴道侧壁上 1/3 取阴道分泌物;支原体、衣原体检查取宫颈管内分泌物;淋球菌检查常取宫颈管内或尿道口分泌物。

(6)将棉拭子在干燥的玻片上均匀涂抹。

(7)将玻片放置好后做好标记。根据不同的检查目的进行染色及显微镜下观察。

(8)宫颈黏液检查:长弯钳伸入子宫颈管,获取宫颈黏液后打开长弯钳,观察钳尖处黏液性状及拉丝度，将黏液置于干燥玻片上，待自然干燥后显微镜下观察结晶。

(9)人乳头瘤病毒(HPV)检查：妇科长棉签擦净宫颈分泌物，用专用毛刷伸入子宫颈管中旋转3～5周，取出毛刷放入专用试管中，在瓶口水平折断毛刷杆，盖好管帽，标记后送检。

(10)退出阴道窥器。

(11)协助患者起身、整理衣物，整理用物。

(四) 操作注意事项

(1)检查前24 h内避免性生活、阴道冲洗、上药或检查。

(2)使用的窥器不得涂润滑剂，必要时可使用生理盐水润滑。

(3)采集器等用品应保持干燥。

(4)不同检查目的，最佳的取材部位不同。

(5)各种病理性阴道分泌物具有不同的特殊性状，可提供诊断线索。

①生理性分泌物：色白、均质性、絮状，积聚在阴道低垂部位。

②细菌性阴道病：分泌物呈灰白色、均质、稀薄，腥臭味，常均匀附着于阴道前壁或侧壁表面，拭去容易，阴道壁黏膜无充血的改变。

③滴虫阴道炎：分泌物呈黄色甚至黄绿色，脓性，常呈泡沫状。

④假丝酵母菌病：分泌物为白色，黏稠，呈干酪状或豆腐渣样，常附着在阴道壁上。

(6)不同病原体检测方法不同。

①滴虫检查：最常见的是0.9%氯化钠溶液湿片法，立即低倍镜下寻找滴虫，显微镜下可见到呈波状运动的滴虫及增多的白细胞被推移。对可疑患者，若多次湿片法未能发现滴虫，可送培养。阴道分泌物置于培养基中，37 ℃孵育48 h，检查有无滴虫生长。

②假丝酵母菌检查：分泌物中找到芽生孢子和假菌丝即可确定，可用10%氢氧化钾溶液湿片法或革兰染色检查法。对于有症状而多次湿片法检查为阴性或难治性病例，可采用培养法，同时行药的试验。

③线索细胞检查：取阴道分泌物混于玻片上的0.9%氯化钠溶液，置于显微镜高倍镜下观察。若线索细胞(其特点：阴道表层细胞膜上贴附大量颗粒状物，细胞边缘毛糙、边界呈锯齿状)，占鳞状上皮细胞比例大于20%，分泌物胺试验阳性；阴道分泌物pH>4.5，可诊断细菌性阴道病。

④淋球菌检查：擦净子宫颈表面分泌物，棉拭子伸入子宫颈管内 1.5～2 cm，转动并停留 20～30 s，或取尿道口分泌物，均匀涂抹于玻片上，革兰染色后镜检。见中性粒细胞内革兰染色阴性双球菌，形似肾形或咖啡豆状，凹面相对。

(7)阴道清洁度可分为 4 级。

清洁度Ⅰ度：镜下看到正常阴道上皮脱落细胞及一些阴道杆菌，极少有白细胞(白细胞 0～5 个/高倍镜视野)。

清洁度Ⅱ度：镜下见中等数量的阴道杆菌和上皮细胞，白细胞 10～15 个/高倍镜视野，有少量其他细菌。

清洁度Ⅲ度：镜下见大量白细胞(白细胞 15～30 个/高倍镜视野)及较多杂菌、病原体，极少的阴道脱落上皮细胞及阴道杆菌。

清洁度Ⅳ度：指涂片中没有阴道杆菌，只有少量上皮细胞，白细胞大于 30 个/高倍镜视野，有大量其他细菌。

其中：Ⅰ～Ⅱ为正常。Ⅲ～Ⅳ为异常，可能为阴道炎，可发现病原菌，如假丝酵母菌、阴道滴虫等。

四、生殖道细胞学检查

(一) 操作介绍

1. 生殖道脱落细胞学检查

女性生殖道细胞通常指阴道、子宫颈管、子宫及输卵管的上皮细胞。临床上常通过检查生殖道脱落上皮细胞反映其生理及病理变化。生殖道脱落上皮细胞包括阴道上段、子宫颈阴道部、子宫、输卵管及腹腔的上皮细胞，其中以阴道上段、子宫颈阴道部的上皮细胞为主。阴道上皮细胞受卵巢激素的影响出现周期性变化，妊娠期亦有变化。因此，检查生殖道脱落细胞既可反映体内性激素水平，又可协助诊断生殖道不同部位的恶性肿瘤及观察其治疗效果，是一种简便、经济、实用的辅助诊断方法。但生殖道脱落细胞检查找到恶性细胞也只能作为初步筛选，不能定位，需要进一步检查才能确诊；而未找到恶性细胞，也不能完全排除恶性肿瘤可能，需结合其他检查综合考虑。

2. 适应证

(1)宫颈细胞学检查，收集宫颈及宫颈管脱落细胞，进行宫颈癌的筛查；(2)阴道细胞学检查，观察雌激素水平，了解卵巢或胎盘功能；(3)宫腔吸片，了解宫腔内有无恶性病变。

3. 禁忌证

患者检查前24 h内避免性生活,阴道冲洗、上药或检查。

(二) 操作前准备

(1)操作者准备:与患者及家属沟通,了解患者有无性生活史,告知检查的必要性及具体内容。

(2)操作物品准备:一次性臀部垫单、无菌手套、阴道窥器、妇科长棉签、棉拭子、刮板、干净玻片、显微镜,生理盐水(备用)、95%乙醇,专用的“细胞刷”,装有液基薄层细胞保存液的小瓶、标记笔,10 mL注射器,直径1～5 mm不同型号塑料管,大镊子。

(三) 操作规范及流程

(1)与患者沟通:介绍自己,核对患者姓名、床号等,同时嘱咐患者操作前注意事项(是否排空小便等)。

(2)再次确认患者的病情,确认实施的操作无误。

(3)患者排空小便后至检查床上,取膀胱截石位,臀下垫一次性垫单。检查者面向患者,站立在其两腿之间。如患者病情危重,也可在病床上检查,检查者站立于患者的右侧。

(4)放置阴道窥器。

(5)阴道细胞学检查:用消毒刮板于阴道侧壁上1/3轻轻刮取分泌物及阴道表层细胞。均匀涂在已做好标记的玻片上,立即放在95%乙醇中固定。

(6)宫颈细胞学检查:(1)涂片法:用妇科长棉签轻轻擦拭子宫颈表面黏液,在子宫颈口用木刮板(尖端朝子宫颈口,斜面朝子宫颈),旋转360°,刮取的细胞立即沿同一方向涂于干净玻片上,不可重复涂抹,以免细胞破坏。玻片立即放在95%乙醇中固定,不可久留于空气中,以免细胞干燥、皱缩、变形;(2)液基薄层细胞学涂片:先将子宫颈表面分泌物拭净,将专用的“细胞刷”置于子宫颈管内,达子宫颈管外口上方10 mm,在子宫颈管内旋转数圈后取出,旋转“细胞刷”将附着于小刷子上的标本洗脱于保存液中。涂片时用液基薄层细胞学制片法。

(7)宫腔吸片:选择直径1～5 mm不同型号塑料管,一端连于干燥无菌注射器,用大镊子将塑料管另一端送至子宫腔底部,左、右、上、下转动方向,轻轻抽吸注射器。将吸出物涂片、固定、染色。

(8)取出阴道窥器。

(四) 操作注意事项

(1)检查前 24 h 内避免性生活,阴道冲洗、上药或检查。

(2)使用的阴道窥器不得涂润滑剂,必要时可用生理盐水润滑。

(3)采集器等用品应保持干燥。

(4)阴道细胞学检查取阴道侧壁上 1/3 处标本。宫颈细胞学检查注意取宫颈鳞一柱上皮交界处细胞。

(5)宫腔吸片操作在取出吸管时停止抽吸,避免将宫颈管内容物吸入。

(五) 操作后处理

(1)协助患者起身、整理衣物,整理用物。

(2) 玻片染色后显微镜下读片。常用巴氏染色法。

五、诊断性刮宫术

(一) 操作介绍

1. 诊断性刮宫术

简称诊刮,是诊断宫腔疾病最常采用的方法。分一般诊刮和分段诊刮。一般诊刮,适用于内分泌异常需了解子宫内膜变化及对性激素的反应、有无排卵、有无结核等症。分段诊刮指操作时先刮颈管再刮宫腔,将刮出物分别送病理检查,适用于诊断子宫颈癌、子宫内膜癌及其他子宫恶性肿瘤,并可了解癌灶范围。

2. 适应证

(1)异常子宫出血或阴道排液需证实或排除子宫内膜癌、子宫颈管癌,或其他病变如流产、子宫内膜炎等;(2)判断月经失调类型;(3)不孕症行诊断性刮宫有助于了解有无排卵,并能发现子宫内膜病变;(4)疑有子宫内膜结核者;(5)宫腔内有组织残留、反复或多量异常子宫出血时,彻底刮宫有助于明确诊断,并可迅速止血。

患者有以下临床表现时需要进行分段诊刮:(1)异常子宫出血可疑子宫内膜癌者;(2)区分子宫颈管癌和子宫内膜癌。

3. 禁忌证

(1)急性、亚急性生殖道炎症;(2)可疑妊娠;(3)急性严重全身性疾病。

(二) 操作前准备

(1)操作者准备:与患者及家属沟通,签署手术同意书;告知可能的并发症,如出血、感染、损伤周围脏器、子宫穿孔、宫颈裂伤、其他不可预料的意外。

(2)操作物品准备:治疗盘(或治疗车);消毒液(碘伏);一次性垫单、标本瓶,10%甲醛标本固定液,标记笔,无菌手套;无菌诊断性刮宫手术器械包:内有治疗碗1个,小药杯1个(内有棉球数个),纱布3块,卵圆钳2把,阴道窥器2个(长、短各一),宫颈钳1把,宫腔探针1个,宫颈扩张器4～6号各1个,刮匙2个(大、小各一)。

(三) 操作规范及流程

(1)着装和环境:操作者应穿好工作服,戴好帽子、口罩,洗手(七步洗手法),注意隐私保护。

(2)与患者沟通:介绍自己,核对患者姓名、性别、床号等,询问有无药物过敏史,同时交代患者操作前注意事项(是否排尿等)。

(3)再次确认患者的病情、体征:测量脉搏和血压,检查报告(血常规、凝血功能、妇科B超),确认需要的操作无误。准备操作用物并检查是否在有效期内。

(4)根据患者具体情况建立静脉通路、心电监护等。

(5)患者排尿后臀下垫一次性垫单,取膀胱截石位。

(6)打开诊断性刮宫手术器械包,检查灭菌指示卡在有效期内及包内器械是否齐备。将络合碘倒入相应容器。

(7)戴无菌手套,外阴常规消毒(注意消毒顺序:大、小阴唇→阴阜→大腿内上1/3→肛门),铺无菌巾。阴道窥器暴露子宫颈、阴道,消毒阴道2遍。行双合诊,了解子宫大小及位置。

(8)用阴道窥器暴露子宫颈,宫颈钳钳夹子宫颈,再次消毒子宫颈与子宫颈外口。

(9)阴道后穹窿处放置纱布1块。为区分子宫颈管癌和子宫内膜癌,应做分段刮宫。先不要探查宫腔,以免将宫颈管组织带入宫腔混淆诊断。以小刮匙自宫颈内口至外口顺序刮一周,刮取宫颈管组织。

(10)取出纱布,置于操作台治疗碗内(避免污染其他器械)。

(11)宫腔探针探宫腔位置及深度,依次扩张子宫颈管至6号。另取1块纱布,置于子宫颈后方阴道穹窿处,刮取子宫内膜(刮宫腔四壁、宫底、宫角1～2周)。

(12)取出纱布,擦拭阴道内血液,查无异物残留,再次消毒子宫颈、阴道,取出宫颈钳和阴道窥器。

(13)将子宫颈管及宫腔内刮出的组织分别装瓶，用10%甲醛固定，标记后送病理检查。

诊断性刮宫术如图3-1所示。

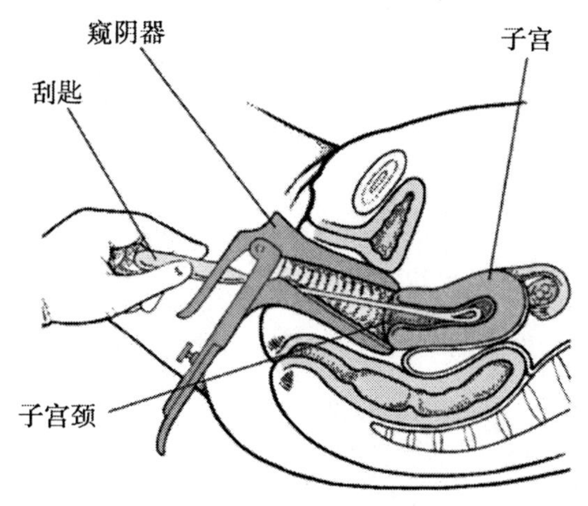

图3-1　诊断性刮宫术

（四）操作后处理

(1)术后复测患者生命体征，交代注意事项，送返病房。

(2)有阴道流血者，术前、术后应给予抗生素。

(3)患者术后2周内禁性生活及盆浴，以防感染。

(4)标本及时送检。

（五）操作注意事项

(1)不孕症、功能失调性子宫出血患者：应选择月经前或月经来潮6小时内诊刮，以辅助判断有无排卵或是否存在黄体功能不良。

(2)注意出血、子宫穿孔、感染等并发症。术中严格无菌操作，刮宫术后患者2周内禁止性生活、盆浴。术后口服抗生素预防感染。

(3)刮出物高度怀疑为癌组织时。不可彻底刮宫，以防出血及肿瘤扩散。若肉眼观察未见明显癌组织时，应全面刮宫，以防漏诊。

(4)可疑子宫内膜结核。诊刮时要注意搔刮宫角处。

(5)避免反复、用力刮宫。以免造成子宫内膜炎或宫腔粘连。

（六）操作后常见问题及处理措施

1. 子宫穿孔

主要表现为操作过程中忽然感觉不能探到宫底，手术器械进入深度超过原来所测的深度，伴较多阴道出血，提示子宫穿孔，用立即停止手术。患者腹痛不适，严重者出现腹膜刺激征、失血性休克表现。应予心电监护严密监测患者生命体征，开放静脉通路，完善腹部立位平片、B超检查等明确是否合并肠管损伤、肠管嵌顿等。如无肠管损伤、肠嵌顿，对单纯的子宫穿孔，可予缩宫素加强子宫收缩促进子宫收缩。一般单纯性子宫穿孔可保守治疗，合并严重失血、肠损伤、肠嵌顿者及时开腹探查治疗。

2. 感染

主要由于手术中未严格无菌操作、原有慢性炎症的扩散或急性发作引起。主要表现为发热、进行性加重的腹痛，严重者合并压痛、反跳痛等典型腹膜刺激症。B超下可见盆腔积液、积脓等。一旦确诊，应予广谱抗生素足疗程抗感染治疗，治疗原则同急性盆腔炎。

3. 人工流产综合反应

主要由术中钳夹、牵拉宫颈、宫颈扩张等操作刺激迷走神经引起。患者术中或术毕出现恶心呕吐、心动过缓、心律不齐、面色苍白、头晕、胸闷等，严重者出现血压下降、晕厥、抽搐等迷走神经兴奋症状。一旦出现以上症状应立即停止手术操作，给予吸氧，轻症者一般能自行恢复。严重者给予阿托品0.5～1 mg静脉注射。手术中应动作轻柔，减少不必要的反复搔刮可降低该不良反应的发生率。

六、宫内节育器放置术

（一）操作介绍

1. 宫内节育器放置术

宫内节育器（intrauterine device，IUD）放置术是用于育龄妇女节育的手术方法，是一种安全、有效、简便、经济、可选的避孕工具。

2. 适应证

（1）已婚妇女，自愿放置且无禁忌证者均可放置；（2）某些疾病的辅助治疗（如宫腔粘连分离手术后，子宫腺肌病治疗等）；（3）紧急避孕：性交后5日内放置。

3. 禁忌证

（1）严重全身性疾病，如心力衰竭、肝肾功能不全、凝血功能障碍等。

（2）急、慢性生殖道炎症，如急、慢性盆腔炎是绝对禁忌证；阴道炎、宫颈炎、重度宫颈糜烂治疗前不宜放置。

(3)妊娠或可疑妊娠。

(4)生殖器官肿瘤,良性肿瘤如子宫肌瘤引起宫腔变形或月经过多者不宜放置,卵巢肿瘤应于治疗后根据情况考虑可否放置。

(5)生殖道畸形、子宫畸形,如双角子宫、纵隔子宫等。

(6)宫颈内口过松、重度陈旧性宫颈裂伤或严重子宫脱垂。

(7)月经过多、过频或不规则阴道流血。

(8)宫腔深度不足 5.5 cm 或大于 9.0 cm 者。

(9)人工流产后出血过多或疑有妊娠组织残留者。

(10)顺产或剖宫产胎盘娩出后放置宫内节育器,如有潜在感染或出血可能者,胎膜早破 12 小时以上、产前出血、羊水过多或双胎等不宜放置。

(11)产后 42 天恶露未净或会阴切口未愈者。

(12)有铜过敏史。

(二) 操作前准备

(1)操作者准备:与患者及家属沟通,签署手术同意书:告知可能的并发症,如出血、感染、损伤周围脏器、子宫穿孔、宫颈裂伤、节育器异位、节育器嵌顿或断裂、节育器下移或脱落、带器妊娠,其他不可预料的意外等。

(2)患者准备:患者排空膀胱,术前 3 天禁止性生活。

(3)操作用品准备:治疗盘(或治疗车),消毒液(碘伏)、一次性垫单、无菌手套、节育器等;宫内节育器放置手术器械包(检查消毒日期):有治疗碗 1 个,小药杯 1 个(内有棉球数个),纱布 3 块,卵圆钳 2 把,阴道窥器 2 个(长、短各一),宫颈钳 1 把,宫腔探针 1 个,宫颈扩张器 4～6 号各 1 个,上环叉 1 个(放置宫内节育器用),剪刀(上“T”形节育器用)。

(三) 操作规范及流程

(1)着装和环境:操作者应穿好工作服,戴好帽子、口罩,洗手(七步洗手法),注意患者保暖及隐私保护。

(2)与患者沟通:介绍自己,核对患者姓名、性别、床号等,询问有无药物过敏史,有无铜过敏史,同时嘱咐患者操作前注意事项(是否排尿等)。测量体温,当天两次体温 37.5 ℃以上者不宜放置。

(3)再次确认患者的病情、体征:检查报告(血常规、白带常规、妇科 B 超),确认需要的操作无误。准备操作用物并检查是否在有效期内。

(4)患者排尿后臀下垫一次性垫单,取膀胱截石位。

(5)打开宫内节育器放置手术器械包，检查灭菌指示卡在有效期内及包内器械是否齐备。将聚维酮碘倒入相应容器。

(6)戴无菌手套，外阴常规消毒 2 遍，注意消毒顺序：大、小阴唇→阴阜→大腿内上 1/3→肛门，铺无菌巾。阴道窥器暴露子宫颈、阴道，消毒阴道 2 遍。

(7)行双合诊，了解子宫大小及位置。

(8)阴道窥器暴露子宫颈，固定，宫颈钳夹持子宫颈，聚维酮碘小棉签消毒子宫颈口 2 次。

(9)宫腔探针探查子宫腔(探查子宫腔时确认探到子宫底)，了解子宫位置及宫腔长度。选择大小合适的节育器。

(10)如为"T"形节育器，将放置器刻度调至子宫腔长度，用放置器将节育器推送入子宫腔，节育器上缘应达到子宫底部，取出放置器。如为宫形节育器，用放环叉将宫形节育器送至子宫底后缓缓退出。

(11)带有尾丝者在距子宫口 2 cm 处剪断尾丝。

(12)观察无出血，再次消毒阴道，确认无异物残留，取出宫颈钳和阴道窥器。

宫内节育器放置术如图 3-2 所示。

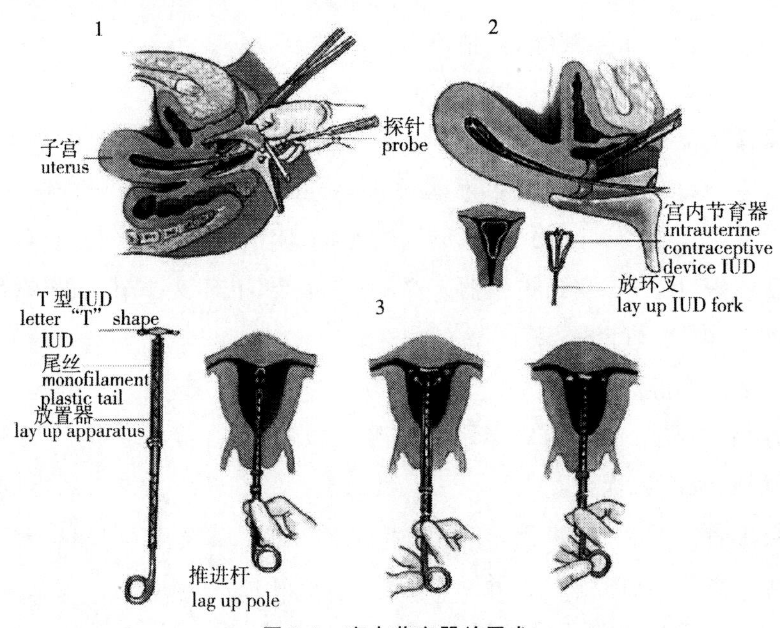

图 3-2　宫内节育器放置术

(四) 操作后注意事项

(1)放置时间。

①月经干净 3～7 天，且无性生活。

②人工流产后立即放置。

③阴道产后42天恶露已干净，会阴切口已愈合，子宫大小恢复正常者。

④剖宫产术后半年。

⑤含孕激素节育器在月经第4～7天放置。

⑥自然流产于月经复潮后放置，药物流产在2次正常月经后放置。

⑦哺乳期应先排除妊娠。

(2)术中严格无菌操作，节育器放置器及节育环避免接触外阴和阴道。

(3)应根据宫腔深度及宽度来选择节育器。以金属环为例：宫腔深<7 cm者，选18～20号(小号)环；7～8.5 cm者，选21～22号(中号)环；>8.5 cm者，用24号(大号)环。宫腔同样深度但较窄，宜选小一号环，反之可选大一号环。

(4)放置时不要任意扭转放置器方向，以防节育器变形。

(5)哺乳期放置时因子宫软，容易发生穿孔，操作时应特别注意。

(6)节育器放置术后最初的几天内可有少量阴道流血或轻微腰酸腹胀，数日内多自然消失，不需处理。若出血多且有腹痛，应查明原因后处理。

(五) 操作后处理

(1)有无腹痛、阴道流血等症状。

(2)有无面色苍白、呼吸困难，生命体征是否平稳等。

(六) 操作后常见问题及处理措施

1. 感染

原因：放置节育器时，如不严格按照无菌操作或生殖道存在感染灶、节育器尾丝过长导致上行性感染，均可能引起盆腔感染。

处理：术中应严格无菌操作，术后预防性使用抗生素。放置节育器后定期随访，注意个人卫生。如有感染者，应取出节育器并使用有效的抗生素治疗。慢性盆腔感染的病原体除一般细菌外，厌氧菌、支原体、衣原体，尤其是放线菌感染较多，治疗时可行必要的宫颈分泌物培养及药敏试验，以选择敏感药物，也可选择中药和理疗。

2. 不规则阴道流血

不规则阴道流血是临床常见并发症，发病率为10%以上，多表现为月经量增多或经期延长，或点滴不规则性出血，易发生于节育器放置后1年内。放置前，应充分了解节育器的适应证及禁忌证，选用合适类型的节育器，并适当选择抗纤溶活性药物治疗、前列腺素合成酶抑制剂、类固醇类药物及抗生素治疗，无效者应取出节育器。

3. 疼痛：临床表现为腰腹坠胀痛

原因：多因节育器刺激子宫收缩所致，也可因宫内节育器型号偏大或位置异常引起。

处理：疼痛较轻者不需处理。疼痛明显者需除外感染，并需检查节育器位置及大小是否与宫腔匹配。必要时可口服吲哚美辛。如疼痛持续或治疗无效应取出宫内节育器。

4. 子宫穿孔

原因：放置宫内节育器过程中因操作不慎，手术器械损伤子宫壁或置宫内节育器后宫内节育器压迫子宫壁导致穿孔。

处理：在手术过程中，探针等器械穿孔，宫内节育器尚未放入宫腔，患者情况良好者，应严密观察血压、脉搏、体温、腹痛等情况，进行保守治疗，使用抗生素预防感染及宫缩剂加强收缩，促使穿孔处愈合。若宫内节育器已穿出子宫外，需在腹腔镜下取出宫内节育器，同时修补穿孔。合并脏器损伤或内出血，应立即剖腹探查，针对损伤情况及时进行处理。

5. 宫内节育器异位、嵌顿

宫内节育器异位是指宫内节育器转移到腹腔、阔韧带等部位或出现嵌顿者。宫内节育器嵌顿——由于节育器放置时损伤子宫壁或带器时间过长，致部分器体嵌入子宫肌壁，临床较为常见。

原因：子宫穿孔，操作不当将节育器放到宫腔外；节育器过大、过硬或子宫壁薄而软，子宫收缩造成节育器逐渐移位至宫腔外。

处理：严格遵守手术操作规程，熟练操作技术，根据子宫大小、位置，选择合适大小、类型和优质的宫内节育器。如宫内节育器嵌顿内膜下，可先刮内膜后再试取出；嵌顿浅肌层，应在宫腔镜下轻轻牵拉取出；完全嵌入子宫肌层或断裂残留于肌层内时宜剖腹或在腹腔镜下切开子宫取出。异位到子宫外，应根据有无脏器损伤，在腹腔镜下或剖腹取出宫内节育器。放置宫内节育器时间过长，尤其是在嵌顿、异位的情况下，宫内节育器易断裂或部分残留于肌层内，应注意全部清理取出。

6. 宫内节育器脱落

宫内节育器放置时操作不规范，没有将宫内节育器放入子宫底部，或宫内节育器大小、类型与子宫大小、形态不匹配，或宫内节育器质量不好，易发生脱落，多在放器后1年内尤其是前3个月与经血一起排出，不易察觉。因此，放置宫内节育器后应定期随访。

7. 带器妊娠

宫内节育器未置于子宫底部，或移位、异位等均可导致带器妊娠，一般随带器时间延长尤其是4年以上者，带器妊娠几率会增加。这可能与宫内节育器产生的异物反应随时间延长而影响稳定性或与盆腔炎等疾病有关。带器妊娠可致胎儿畸形，原则上应终止妊娠并取出节育器。

七、宫内节育器取出术

（一）操作介绍

（1）宫内节育器取出术：放置宫内节育器（intrauterine device，IUD）的妇女因某些原因需要将IUD取出，则可行宫内节育器取出术。

（2）适应证：①计划再生育或不需避孕者；②放置期限已满需更换；③绝经过渡期停经1年内；④拟改用其他方法避孕者；⑤有并发症或不良反应经治疗无效者；⑥带器妊娠（包括宫内、外妊娠）。

（3）禁忌证：①生殖道炎症，先予以抗感染治疗，治愈后再取出节育器；②全身情况不良或疾病急性期，待治疗好后进行。

（二）操作前准备

1. 操作者准备

（1）着装和环境：操作者应穿好工作服，戴好帽子、口罩，洗手（七步洗手法）。注意患者保暖及隐私保护。（2）与患者沟通：介绍自己，核对患者姓名、性别、床号等，询问有无药物过敏史，同时嘱咐患者操作前注意事项（是否排尿等）。（3）再次确认患者的病情、体征：检查报告（血常规、白带常规、妇科B超），确认需要的操作无误。准备操作用物并检查是否在有效期内。

2. 患者准备

（1）告知可能的并发症，如出血、感染、损伤周围脏器、子宫穿孔、宫颈裂伤、节育器异位、节育器嵌顿或断裂、其他不可预料的意外。（2）术前相关检查包括血常规、血凝等。③患者排空膀胱结石位，必要时导尿。

3. 操作物品准备

治疗盘（或治疗车）；消毒液（碘伏），一次性垫单、无菌手套等；宫内节育器取出手术器械包(有效消毒日期内):有治疗碗1个,小药杯1个(内有棉球数个),纱布3块,卵圆钳2把,阴道窥器2个(长短各一),宫颈钳1把,宫腔探针1个,宫颈扩张器4～6号各1个,取环钩1个(取宫形或"V"形等不带尾丝节育器用),长血管钳(取"T"形等带尾丝节育器用)。

(三) 操作规范及流程

(1)患者排尿后臀下垫一次性垫单,取膀胱截石位。

(2)打开宫内节育器,取出手术器械包,检查灭菌指示卡在有效期内及包内器械是否齐备。将聚维酮碘倒入相应容器。

(3)戴无菌手套,外阴常规消毒2遍,注意消毒顺序:大、小阴唇→阴阜→大腿内上1/3→肛门,铺无菌巾。阴道窥器暴露子宫颈、阴道,消毒阴道2遍。

(4)行双合诊,了解子宫大小及位置。

(5)阴道窥器暴露子宫颈,固定窥器,宫颈钳夹持子宫颈,聚维酮碘小棉签消毒子宫颈口2遍。

(6)如子宫颈管过紧,可用扩宫器扩张至4～5号。

(7)如可见尾丝,用长血管钳夹住尾丝轻轻牵引取出。

(8)如无尾丝,宫腔探针探查子宫腔(确认已探到子宫底),了解子宫位置、宫腔深度及节育环位置。用取环钳或钩沿子宫方向放入子宫底部,将节育器夹住或钩住,轻轻取出。

(9)确认宫内节育器完整取出,观察无出血,再次消毒阴道,检查无异物残留,取出宫颈钳和阴道窥器。

(四) 操作注意事项

(1)取出时间:①以月经干净后3～7天,无性生活为宜;②带器妊娠行人工流产时;③带器异位妊娠术前进行诊断性刮宫时,或术后出院前取出IUD;④因子宫不规则出血随时可取,同时行诊断性刮宫术。

(2)取环钩尖端容易损伤子宫内膜或肌壁组织,导致子宫穿孔及盆腔脏器损伤。如取出困难可扩张子宫颈管至6号后进行。如尾丝断裂或钩取困难,可在B超引导或宫腔镜下取出。

(3)在取出过程中如果节育器断裂,取出后应核对是否完整。疑有残留,应进一步设法取出或进一步检查后取出。

(4)常见并发症为出血、感染及宫颈损伤,如注意无菌操作,技术轻巧熟练,一般可避免。

(五) 操作后处理

(1)交代患者术后注意事项:术后休息 3 天,1 周内禁重体力劳动,2 周内禁性交和盆浴,保持外阴清洁。

(2)整理用物,医疗垃圾分类处理。

(3)及时完成手术记录书写(包括手术时间、名称,消毒铺单方法,手术步骤,术中病情变化和处理,宫内节育器的完整性描述,术后医嘱等)。

(六) 操作后常见问题及处理措施

同宫内节育器放置术。

八、阴道后穹隆穿刺术

(一) 操作介绍

1. 穹隆穿刺术

直肠子宫陷凹是体腔最低的位置。为盆腔病变最易累及的部位,盆、腹腔液体最易积聚于此。通过阴道后穹隆穿刺,吸取标本,可协助明确诊断。

2. 适应证

(1)疑有腹腔内出血时,如异位妊娠、卵巢黄体破裂等;(2)疑盆腔内积液或积脓,明确直肠子宫陷凹积液性质;(3)盆腔脓肿穿刺引流及局部药物注射;(4)盆腔肿块位于直肠子宫陷凹内,经阴道后穹隆穿刺直接抽吸肿块内容物,涂片行细胞学检查以明确性质。如高度怀疑恶性肿瘤,应尽量避免穿刺,一旦穿刺确诊为恶性肿瘤,应尽早手术;(5)B 超引导下行卵巢子宫内膜异位囊肿或输卵管妊娠部位注射药物治疗;(6)超声引导下经阴道后穹窿穿刺取卵细胞,用于助孕。

3. 禁忌证

(1)盆腔严重黏连,直肠子宫陷凹被较大肿块完全占据,并凸向直肠;(2)疑子宫后壁与肠管黏连;(3)临床高度怀疑恶性肿瘤;(4)异位妊娠拟采用非手术治疗时,应避免穿刺,以免引起感染。

(二) 操作前准备

1. 操作者准备

(1)操作者应穿好工作服,戴好帽子、口罩,洗手(七步洗手法)。评估操作环境,注意患者保暖、隐私保护。(2)与患者沟通:介绍自己,核对患者姓名、性别、床号等,同时嘱咐患者操作前注意事项(是否排尿等)。(3)再次确认患者的病情、体征:测量脉搏和血压,检查报告(血常规、凝血功能、B超),确认需要的操作无误。准备操作用物,检查是否在有效期内。(4)根据患者的具体情况建立静脉通路、心电监护等。

2. 患者准备

(1)与患者及家属沟通,签署手术同意书,告知可能的并发症:如出血、感染、损伤周围脏器、其他不可预料的意外;(2)术前相关化验包括血常规、血凝等;(3)术前患者生病体征必要时开放静脉通路;(4)患者排空膀胱取膀胱截石位,必要时导尿

3. 操作物品准备

治疗盘(或治疗车);消毒液(碘伏),一次性垫单、无菌手套,5 mL或10 mL注射器1支;经阴道后穹隆穿刺包(有效消毒日期内):有治疗碗1个,小药杯1个(内有棉球数个),纱布3块,卵圆钳2把,阴道窥器2个(长短各一),宫颈钳1把,22号穿刺针1根。

(三) 操作规范及流程

(1)患者排尿后臀下垫一次性垫单,取膀胱截石位。

(2)打开经阴道后穹窿穿刺手术器械包,检查灭菌指示卡在有效期内及包内器械是否齐备。将聚维酮碘倒入相应容器。

(3)戴无菌手套,外阴常规消毒(注意消毒顺序:大、小阴唇→阴阜→大腿内上1/3→肛门),铺无菌巾。阴道窥器暴露子宫颈、阴道,消毒阴道2遍。行双合诊,了解子宫、附件情况,注意阴道后穹窿是否膨隆,是否存在宫颈剧痛或摇摆痛。

(4)放置阴道窥器暴露子宫颈及阴道后穹窿。

(5)以宫颈钳夹宫颈后唇,向前提拉,充分暴露阴道后穹窿。再次消毒。

(6)用22号穿刺针接5 mL或10 mL注射器(检查针头有无堵塞),于阴道后穹窿中央或稍偏患侧,距离宫颈后唇与阴道后壁交接处稍下方,取与子宫颈平行稍向后的方向刺入2～3 cm。

(7)进针有落空感(进针约2 cm)后抽吸,如无液体,则边抽吸边拔出针头。若为肿物,则选择最突出或囊性感最明显的部位穿刺。

(8)抽吸完毕,拔针。观察抽出物性状。

(9)若穿刺点渗血,用无菌纱布填塞压迫止血,待血止后连同宫颈钳、阴道窥器取出,取下孔巾。

（四）操作注意事项

(1)抽出液体均应涂片行常规及细胞学检查。抽吸物为鲜血时，放置 4～5 min，血液凝固为血管内血液；若放置 6 min 以上仍为不凝血.则为腹腔内出血，多见于异位妊娠破裂、黄体破裂等引起的腹腔内出血。若抽出物为不凝固的陈旧性血块，可能为陈旧性异位妊娠。若抽吸的液体为淡红、微混、稀薄甚至脓液，多为盆腔炎性渗出液。

(2)穿刺时针头进入直肠子宫陷凹不可过深，一般为 2～3 cm，以免超过液平面吸不出积液。过深可刺入盆腔脏器或血管。

(3)穿刺时一定要注意进针方向与宫颈管平行，避免伤及子宫体或直肠。怀疑肠管与子宫后壁粘连时，禁止使用经阴道后穹窿穿刺术。

(4)穿刺未抽出血液，不能完全排除异位妊娠。出血量少、与周围组织粘连、血肿位置高时可造成假阴性。

(5)病情或条件允许时可先行 B 超检查，明确有无积液及积液量

（五）操作后处理

(1)术后复测生命体征，协助患者穿衣，送其返回病房。根据穿刺的不同结果予以相应医嘱(如考虑腹腔内出血，需要急诊手术患者，嘱其暂禁饮禁食)。

(2)标本及时送检。如为盆腔积脓等，穿刺液需进行涂片、培养及药物敏感检查。

(3)整理用物，医疗垃圾分类处理。

(4)及时完成穿刺记录书写(包括手术时间、名称，消毒铺单方法，手术步骤，术中病情变化和处理，术后医嘱，标本性状及送检情况等)。

(5)嘱各班值班人员注意查看患者有无不适，有无腹痛及阴道流血等情况。

（六）操作后常见问题及处理措施

(1)误伤血管：进针方向错误，误伤血管，抽出血液静置后可以凝固。患者如出现穿刺后腹痛、肛门坠胀，甚至血压下降，应及时进行盆腔检查，必要时超声检查，了解有无血肿发生。

(2)误伤直肠：进针方向过于靠后时，可以伤及直肠。一般无需特出处理，如破口较大出现相应症状后，应请外科会诊，决定治疗方案。

(3)感染：严格无菌操作，阴道炎症患者应经治疗后进行穿刺，必要时同时应用抗生素。

（编者：孙桂霞　王琛　郑丹祎）

第四章　儿科基本技能操作规范

第一节　新生儿基本技能操作规范

一、新生儿预防接种

（一）操作介绍

1. 新生儿预防接种

通过人工自动免疫使新生儿体内产生抗体，从而达到预防疾病的目的。

2. 适应证

(1)无禁忌证的新生儿；(2)接种卡介苗需体重≥2.5 kg；(3)接种乙肝疫苗需体重≥2.0 kg。

3. 禁忌证

(1)患自身免疫病、免疫缺陷、免疫功能低下或正在接受免疫抑制剂治疗者；(2)有明确过敏史者禁种乙肝疫苗(酵母过敏或疫苗中任何成分过敏)；(3)患有结核病、急性传染病、肾炎、心脏病、湿疹及其他皮肤病者不予接种卡介苗；(4)患肝炎，急性传染病(包括有接触史而未过检疫期者)或其他严重疾病者不宜接种；(5)生命体征不稳定者不宜接种；(6)接种部位局部有无红肿、硬结、瘢痕、破皮等。

（二）操作前准备

1. 操作者准备

(1)核对医嘱：新生儿期主要接种疫苗为卡介苗、乙肝疫苗。核对新生儿的姓名、床号，接种疫苗品种及剂量。

(2)登记:分别在新生儿疫苗接种本、科室疫苗登记本和四联单上登记。

(3)七步洗手法洗手,戴口罩、帽子,着装整齐。

(4)充分与家属沟通新生儿免疫的目的及接种疫苗种类,取得家属配合。

2. 操作物品准备

1 mL 无菌注射器,无菌棉签,75%乙醇,无菌盘,砂轮,抢救盒。需检查酒精开启日期及失效期,检查一次性注射器及无菌棉签的生产批号、包装是否完好。疫苗储存在 2～8 ℃的冰箱冷藏,检查疫苗标签,包括名称、批号、有效期及生产单位,检查药液有无发霉、异物、凝块、变色或冻结等。

(三) 操作规范及流程

(1)抽吸药液。用 1 mL 注射器分别抽取药液(卡介苗需稀释、溶解),置于无菌盘内。

(2)仔细核对床号、姓名,查看新生儿是否有发热,局部皮肤是否有红肿。

(3)用 75%乙醇消毒局部皮肤 2 遍,在右外侧三角肌中部肌内注射乙肝疫苗(10μg/0.5 mL),再在左上臂三角肌上缘皮内注射卡介苗(0.1 mL)。

(4)嘱家属或护理人员当日不予洗澡,多饮水,注意观察有无发热等异常情况。

(5)将接种后的剩余疫苗及使用过的注射器按要求灭活和分类处理。

(6)记录保健手册。

(四) 操作注意事项

(1)仔细核对接种对象是否有预防接种卡,一般情况是否良好。

(2)卡介苗应在生后 3 天内接种;乙肝疫苗应在生后 24 h 内、1 个月、6 个月时各接种 1 次,剂量为 10 μg。

(3)如母亲为乙肝病毒携带者,新生儿生后 12 h 内接种人乙型肝炎免疫球蛋白 100 IU,若生命体征稳定,无需考虑体重尽快在不同(肢体)部位接种 10 μg 重组酵母乙肝疫苗或 20 μg 重组 CHO 细胞乙肝疫苗。

(4)严格执行查对制度及无菌操作。

(5)药物打开后应在 30 min 内操作,不可在阳光下接种。

(6)及时记录,保证接种及时,避免重种、漏种。

(7)注射部位:一般卡介苗为左上臂三角肌外上缘,乙肝疫苗为右上臂外侧三角肌中部。

（五）操作后处理

(1)嘱家属观察有无局部红肿、皮疹、发热等情况。

(2)接种疫苗当天暂不洗浴。

(3)卡介苗为低毒性活结核杆菌,多余疫苗灭活后应放入医用垃圾袋内。

（六）操作后常见问题及处理措施

(1)疼痛、局部红肿:可能会持续1～2天,无需处理。

(2)发热:一般为轻到中度发热,一般不需特殊处理。若体温超过38 ℃需用药物退热,多饮水。

(3)皮疹:多在接种后数小时或数日内出现,一般出现在身体局部,程度较轻。一般不超过2天可自行缓解,通常不需特殊处理。必要时可对症治疗。

二、母乳喂养指导

（一）操作介绍

(1)母乳喂养:是指用母亲乳汁喂养婴儿的方式。

(2)适应证:母亲无特殊疾病及药物服用史。

(3)禁忌证:母亲感染艾滋病及严重疾病时应停止母乳喂养,如中重度的肾功能不全、恶性肿瘤、精神病、癫痫、心功能不全、哮喘急性期等。

（二）操作前准备

1. 操作者准备

(1)评估产妇分娩方式、孕产次、身体状况;(2)评估产妇乳房形态,有无肿胀、皲裂及炎症;(3)评估产妇母乳喂养方法掌握的程度;(4)评估新生儿状况;(5)着装整洁,仪表端庄,清洁双手。

2. 患者准备

与患者沟通母乳喂养所需体位及操作前清洁工作,取得患者配合。

3. 操作物品准备

脚凳,温热水,清洁毛巾1条,屏风1个。

4. 环境准备

室内温度适宜。

（三）操作规范及流程

(1)查对、解释,取得产妇配合。

(2)指导产妇清洁双手,用温湿毛巾清洁乳房及乳头。

(3)指导产妇选择体位,正确托抱新生儿及含接乳头。产妇用一手前臂、手掌和手指托住新生儿,使新生儿头部与躯干成一直线。新生儿与母亲胸贴胸、腹贴腹、下颌贴乳房;另一只手呈“C”形(拇指在上,其余四指在下)托住乳房,将乳头和大部分乳晕放入新生儿口中。

(4)指导产妇观察新生儿吞咽情况(慢而深地吸吮,能听到吞咽声),防止乳房堵住新生儿鼻腔;吸空一侧乳房后再更换至另一侧。吸吮时间一般不超过20 min。

(5)指导哺乳后正确退出乳头。新生儿停止吸乳后,轻按其下颌使之张口退出乳头,挤出少量乳汁涂于乳头,自然干燥,将新生儿抱起,空心掌轻拍其后背1～2min,使新生儿打嗝后再将其置于右侧卧位。

(四) 操作注意事项

(1)认识母乳喂养的重要性,指导按需哺乳。

(2)掌握正确喂养姿势。产妇以舒服的姿势坐着或躺着,可以运用抱枕或被子来支撑自己或新生儿。让新生儿同时含住乳晕与乳头,不能只含住乳头。同时要防止乳房堵住新生儿鼻孔发生窒息。

(3)指导产妇避免奶水流出太急导致新生儿呛奶。

(4)乳房的正确护理。掌握乳胀、乳腺炎、乳头皲裂的护理。

(5)注意保护产妇隐私。

(五) 操作后处理

记录吃奶情况及观察新生儿溢奶及吐奶情况。

(六) 操作后常见问题及处理措施

(1)溢奶及吐奶:喂养后将新生儿抱起,空心掌轻拍其后背1～2 min,使新生儿打嗝后再将其置于右侧卧位。

(2)如乳头凹陷新生儿无法吸吮或未成熟儿吸吮无力,可湿热敷乳房后按摩挤出乳汁或用吸奶器吸出乳汁。

三、人工喂养

(一) 操作介绍

1 人工喂养

由于各种原因不能进行母乳喂养时,完全采用配方奶或其他兽乳喂哺婴儿的喂养方式。

2. 适应证

不能进行母乳喂养及母乳不足的婴儿。

3. 婴儿生理特点

(1)婴儿每天所需总能量来自蛋白质的为8%～15%,脂肪为45%～50%,碳水化合物为55%～65%。

(2)小儿每日所需要的总能量根据年龄不同各有差异。生后第一周的新生儿约为60 kcal/kg,第2、3周增长至约100 kcal/kg,2～6月婴儿需要110～120 kcal/kg,6～12月为100～110 kcal/kg,以后每增加3岁减去10 kcal/kg,到15岁时约需要60 kcal/kg。婴儿每日所需要的液体量约为150 mL/kg。

4. 人工喂养的方式

(1)配方奶:配方奶以牛乳为基础,其配方设计以母乳的成为为依据,调整了一些重要成分及其比例,使其更适合婴儿的消化吸收及肾脏功能,如降低酪蛋白、增加不饱和脂肪酸、强化微量元素,但母乳的活性免疫物质仍难以添加,所以母乳仍是婴儿喂养的首选,但不能母乳喂养时则应优选配方奶粉(代授法),母乳不足时以配方奶粉补充(补授法)。还有一些特殊的配方奶粉如早产儿奶粉、乳糖不耐受奶粉、深度水解奶粉、完全水解奶粉,还有对特殊疾病如苯丙酮尿症的配方奶粉,不但对患儿营养有益,对疾病的治疗也起到重要作用。

(2)牛乳:在不能使用配方奶粉的情况下,牛乳液比较普遍,但牛乳中蛋白质、矿物质含量较高,饱和脂肪酸多等,不利于婴儿消化和肾功能,应进行加糖(一般100 mL牛乳中加入8 g的糖)、加水稀释(可根据婴儿液体量的需要奶和水的比例可由2∶1逐渐增加至4∶1)、煮沸。

(3)羊乳:羊乳的特点和牛乳差不多,也要加糖、加水稀释、煮沸,但羊乳还有一个缺点就是叶酸缺乏,长期单纯食用羊乳可引起巨幼细胞性贫血。

(4)全脂奶粉:是以鲜牛奶加热蒸发喷雾成干粉而得,按1∶8或1∶4加水稀释,在无法使用配方奶和鲜奶的地区使用。

5. 计算奶量

6个月以内婴儿一般按每天所需要的总热量和总液量来计算奶量,但婴儿每日奶量需求个体差异较大,可根据具体情况增减。6个月以后的婴儿逐渐添加辅食,可根据具体情况适当喂养。

(1)第一种:根据总能量计算(一般按奶粉的量计算,有利于计算摄入的蛋白质、脂肪、碳水化合物的量）。婴儿每日能量需要量为 110 kcal/kg。

例:3 月龄的婴儿,体重 6 kg。

①每日需要总能量为:110 kcal/kg×6 kg=660 kcal。

②一般 3 月龄的婴儿每日喂养最少 6 次,故每次所需要的能量为 660÷6=110 kcal。

③1 g 奶粉约提供 5 kcal 能量,故每次奶粉用量约为 22 g。

④1 小量勺=4.4 g 奶粉,故每次 5 小量勺的奶粉。

⑤30 mL 水加 1 小量勺奶粉,故如需 110 kcal 能量的奶粉时配置方法为 150 mL 水加 5 小量勺奶粉(张奶量忽略不计)。

(2)第二种:按液体量算(张奶量忽略不计)。

婴儿每日所需要的液体量约为 150 mL/kg。

例:3 月龄的婴儿,体重 6 kg。

①每日需要总液体量为:150 mL/kg×6 kg=900 mL。

②一般 3 月龄的婴儿每日喂养最少 6 次,故每次所需要的能量为 900÷6=150 mL。

③以小量勺为例,30 mL 水内加 1 小量勺奶粉,故如需 150 mL 奶液,配置方法为 150 mL 水加 5 小量勺奶粉 1 g 奶粉(张奶量忽略不计)。

(二) 操作前准备

1. 环境要求

(1)配奶间宽敞、明亮;(2)清洁区(操作台)清洁、干净。

2. 准备

(1)配奶用具:灭菌锅、保温瓶(内盛煮沸过的温开水)、容器、量杯、搅拌小勺、已消毒奶瓶、奶嘴、奶粉专用量勺、配方奶粉;(2)清洁小毛巾;(3)喂奶车。

3. 操作者准备

(1)了解患儿的年龄、营养状况、病情、哺乳方式、上次哺乳时间、奶粉种类。

(2)测量患儿体重,计算此次患儿所需奶粉量。

(3)操作者七步洗手法洗手,戴口罩、帽子。

(三) 操作规范及流程

1. 配奶前

(1)擦拭操作台台面、喂奶车。

(2)七步洗手法洗手。

(3)检查奶粉名称、开瓶日期及有效期、奶粉的配置方法、量勺的大小。

2. 配奶过程

(1)将适量温水倒入量杯中(一般水温应在 40～50 ℃,以免水温太高破坏奶粉中的酶类)。

(2)再使用奶粉专用量勺将精确分量的奶粉添加到量杯中。

(3)用小勺轻轻搅拌,使其完全溶解。

(4)将配制好的奶液倒入奶瓶中。

(5)安装奶嘴。

3. 喂养

人工喂养婴儿。

4. 处理物品

(1)将奶具用清水清洗,放入灭菌锅、放置污染区、待送高压蒸气灭菌消毒。

(2)如有传染病需隔离的患儿,进行隔离处理,并使用 1000 mg/L 浓度的含氯消毒液浸泡,再清洗、送高压蒸气灭菌消毒灭菌。

5. 记录

(1)七步洗手法洗手。

(2)将患儿此次吃奶时间、吃奶情况、奶量记录于病程记录中。

(四) 操作注意事项

(1)奶粉量不应过多或过少,1 量勺是指 1 平口量勺,没有压实的奶粉量,使冲调后的配方奶保持合适的浓度,以免发生婴儿消化障碍或营养不良。

(2)奶嘴孔径以倒置奶瓶时,液体连续滴出为宜。奶嘴孔径太小,吸吮费力;太大,容易引起呛咳。所有奶液应现配、现喂。

(3)注意奶具的消毒、保存,以防受病原菌污染。

(五) 操作后处理

(1)喂养后将新生儿抱起,空心掌轻拍其后背 1～2 min,使新生儿打嗝后再将其置于右侧卧位。

(2)嘱观察有无溢奶、吐奶及大小便情况。

(3)观察下次喂奶间隔时间。

(六) 操作后常见问题及处理措施

(1)溢奶及吐奶:喂养后将新生儿抱起,空心掌轻拍其后背 1～2 min,使新生儿打嗝后再将其置于右侧卧位。

(2)腹泻或便秘：核对奶粉种类、保质期、冲调方法等。

四、体格生长指标测量及判读

(一) 操作介绍

体格生长指标测量：通过对儿童体格生长指标的测定，了解儿童生长发育情况 。

1. 生长发育规律

(1)生长发育是连续的，有阶段性的过程。体重和身长在生后第一年，尤其前三个月增加很快，第一年为生后的第一个生长高峰；第二年以后生长速度逐渐减慢，至青春期生长速度又加快，出现第二个生长高峰。

(2)各系统器官生长发育不平衡。如神经系统发育较早，脑在生后 2 年发育较快；淋巴系统在儿童期迅速生长，于青春期前达高峰，以后逐渐下降；生殖系统发育较晚。其他系统如心，肝，肾，肌肉的发育基本与体格生长相平行。

(3)生长发育遵循由上到下，由近到远，由粗到细，由低级到高级，由简单到复杂的规律。如出生后运动发育的规律是：先抬头，后抬胸，再会坐，立，行(从上到下)；从臂到手，从腿到脚的活动(近到远)；从全掌抓握到手指拾取(从粗到细)；先画直线后画圈，图形(简单到复杂)；先会看，听，感觉事物，认识事物，发展到有记忆，思维，分析，判断(低级到高级)。

(4)生长发育存在个体差异。

2. 体格发育、营养状况指标

体重判断儿童体格发育、营养状况的重要指标，计算饮食药量的依据。体重可以受多种因素(如营养、辅食添加、疾病等)的影响。

(1)出生时体重(WHO)：3.0 kg 左右。

(2)前 3 个月体重增长≈后 9 个月体重增长，前 3 个月体重增长为出生体重的 2 倍(6 kg)。至 12 月龄体重约为出生时的 3 倍(9～10 kg)，2 岁时体重约为出生时的 4 倍(12 kg)，2 岁至青春前期体重增长减慢，年增长值约 2 kg。

(3)体重估计公式：<6 月：出生体重＋月龄×0.7(kg)

7～12 月：6＋月龄×0.25(kg)。

12 个月：10 kg；

2～12 岁：年龄(岁)×2＋8(kg)。

(4)生理性体重下降:生后一周内如摄入不足,加之水分丢失,胎粪排出,可出现暂时性体重下降或称生理性体重下降,约在生后3~4日达最低点下降(3%~9%),以后逐渐回升,至出生后第7~10日应恢复到出生时的体重。如果体重下降超过10%或至第10天还未恢复到出生时的体重,则为病理状态,应分析其原因。如生后及时合理喂哺,可减轻或避免生理性体重下降的发生。

3. 身高(长)反映远期营养状况

(1)身高指头部,脊柱与下肢长度的总和。3岁以下儿童应仰卧位测量,称为身长,立位与仰卧位测量值相差1~2 cm。

(2)增长规律同体重.出生时身长平均为50 cm,生后第一年身长增长最快,约为25 cm;前3个月身长增长约11~12 cm,等于后9个月的增长值,1岁时身长约75 cm;第二年身长增长速度减慢,达10 cm左右,2岁时身长约85 cm;2岁以后身高每年增长5~7 cm.若2岁以后每年身高增长低于5 cm,为生长速度下降。

(3)计算公式:12个月:75 cm;2~12岁:年龄(岁)×7+75。

4. 坐高

坐高(顶臀长)头顶到坐骨结节的长度,与身长测量一致。3岁以下儿童仰卧位测量为顶臀长。坐高增长代表头颅与脊柱的生长。

5. 头围

头围代表脑发育的指标,生后第1年增长最快。

(1)出生时平均32~34 cm。

(2)第一年前3个月头围增长(6 cm)约等于后9个月头围的增长值(6 cm),即1岁时头围约为46 cm;2岁:48 cm;2~15岁头围仅增加6~7 cm;5岁:50 cm;10岁:52 cm;15岁:54~58 cm。头围的测量在2岁以内最有价值。

6. 胸围

胸围代表胸廓与肺的发育。

(1)出生时胸围32 cm小于头围,在1岁时胸围与头围相等约46 cm。

(2)影响胸围增长的因素有:营养状况差,缺乏体育活动及疾病造成胸廓畸形,如鸡胸、漏斗胸等。

7. 囟门和牙齿

(1)前囟出生时为1~2 cm,随后随着颅骨增大而增大,最晚在1岁半闭合。后囟在出生时已经很小或闭合,最迟6~8周闭合。囟门过早、过晚闭合都是疾病的现象。

(2)1岁未出牙者为“乳牙萌出延迟”,2.5岁乳牙出齐。6岁左右开始萌出第1颗恒牙,乳牙逐渐脱落,又生出恒牙,恒牙共28～32颗。

8. 上臂围

上臂围代表5岁以下儿童营养状况。大于13.5 cm为营养良好,12.5～13.5 cm为营养中等,小于12.5 cm为营养不良。

9. 皮下脂肪

皮下脂肪代表营养状况。常用测量部位为腹壁皮下脂肪、背部皮下脂肪。

(二) 操作前准备

(1)操作者准备:着装整洁、手指甲修剪整齐,七步洗手法或消毒洗手液清洁手。

(2)患者准备:与家属沟通体格测量的意义,取得家属理解与配合。

(3)物品准备:婴儿模型、皮尺、电子秤、皮褶卡尺、磅秤、身高(长)测量仪、干净纸尿裤、无菌中单。

(4)环境准备:室内环境温暖,室温在22～24 ℃,光线明亮。

(三) 操作规范及流程

(1)记录被测儿童姓名、性别、出生日期、实足年龄。去除外衣、鞋袜、帽子、尿片等,女童解散辫子。排空大、小便。

(2)体重:应在晨起空腹时,测量前排空大小便,婴儿距上次吃奶后3 h测量,应尽可能脱去孩子衣裤及鞋子,或扣除衣物的重量。使用秤前校正零点,如果是磅秤使用后挂起挂钩。体重小于10 kg选用载重10～15 kg的盘式电子秤或杠杆秤,读数精确到10 g。1～7岁儿童选用载重50 kg的体重计坐位测量,读数精确到50 g。7岁以上儿童选用载重100 kg的体重计坐位测量,读数精确到100 g。以kg为单位,精确到小数点后两位,两次差值小于0.1 kg。

(3)身高(身长):①3岁以下小儿用量床测定身长。将小儿平躺在量床上,脱去鞋、袜、帽,仅穿单裤,仰卧于量床底板中线上,一人用手固定婴幼儿头部,使头顶紧密接触头板。另一人站在婴幼儿右侧,左手握住其两膝,使两下肢并拢紧贴量床,右手移动足板使其紧贴双足跟,读足板处所示数字。注意婴幼儿头部不能歪斜,双腿不能离开量板,足底与量板呈直角,双侧有刻度的量床要注意两侧读数一致。②3岁以上小儿可测身高:取立正姿势,两眼直视前方,胸部挺起,两臂自然下垂,枕、肩、臀、腘窝、脚跟同时接触量板。足跟靠拢,足尖分开60度,头顶部用三角尺测量。读数精确到0.1 cm,两次差值小于0.1 cm。

(4)坐高(顶臀长):①较大儿童坐于身高测量仪的坐板上,枕部、臀部及两肩胛间接触立柱,双侧髋关节和膝关节呈 90°弯曲,两眼平视前方,测量者将滑板下移使之与儿童头颅顶点相接触,读取立柱上的数据。②婴儿仰卧于量床底板中线上,一人用手左右固定婴儿头部,使其头顶紧密接触头板。另一人站在婴儿右侧,左手提起其双下肢,膝关节屈曲,大腿垂直,右手移动足板使其紧贴小儿骶骨,读足板处所示数字。注意婴儿头部不能歪斜,臀部不能离开量板,双侧有刻度的量床要注意两侧读数一致。

(5)头围:坐位或立位,操作者位于患儿右侧,左手将软尺始端(0 点)固定在小儿右侧眉弓上缘,右手将软尺紧贴头皮,绕过枕骨粗隆回至 0 点,读数精确到 0.1 cm。

(6)胸围:3 岁以下卧位或立位,3 岁以上立位。测量时小儿两手自然下垂,测量者位于小儿前方或右侧,用左手固定软尺 0 点在乳头下缘(已发育女孩固定胸骨中线第 4 肋间),右手将软尺紧贴胸部,绕背部沿两肩胛骨下缘回至 0 点,取呼气和吸气时的平均数,精确到 0.1 cm。

(7)上臂围:坐位、卧位、立位,取上臂中点(肩峰与尺骨鹰嘴连线中点)用软尺与肱骨垂直测量上臂周径,软尺只需紧贴皮肤,不能压迫皮下组织。

(8)腹围:取平卧位,测量婴儿时,将软尺零点固定于剑突与脐连线中点,经同水平位绕背部一周回至零点;测量儿童时,可平脐经同水平位绕背部一周回至零点,读数精确至 0.1 cm。

(9)腹部皮下脂肪:锁骨中线上平脐处,检查者用左手拇指和食指在小儿腹部脐旁锁骨中线处捏起皮肤和皮下脂肪(捏前两指间距 3 cm),皮褶方向与躯干长轴平行,用卡尺进行测量。小儿正常皮下脂肪厚度应在 0.8 cm 以上。

(10)前囟:前囟未闭的婴儿,取前囟对边线的中点连线进行测量。

(四) 操作注意事项

(1)选择适宜的温度,注意保暖,避免受凉。

(2)测量前注意校正,读数归零。

(3)测量体重时避免接触其他物体或摇动。

(4)女孩测量头围时应解散辫子,在软尺经过处将头发上、下分开。

(5)操作前注意与家长沟通操作的必要性及意义。

(五) 操作后处理

(1)注意记录测量值并根据性别年龄进行评估

(2)告知家属测量结果及进行下一步指导。

(六) 操作后常见问题及处理措施

(1)体重测量误差大,校正仪器后重新测量,注意询问是否空腹,是否脱去衣帽鞋袜等,避免儿童剧烈哭闹、摇晃。

(2)测身长时两侧读数不一致:重新摆正体位,头顶紧密接触头板,两下肢并拢紧贴量床,位于量床地板的中线上。

五、新生儿复苏术

实验学时:4 学时

(一) 操作介绍

1. 新生儿复苏术

是对出生后不能自主呼吸而导致低氧血症、高碳酸血症及全身多脏器功能损伤的新生儿进行的 ABCDE 复苏技术。

2. 适应证

明确可能需要进行复苏的相关高危因素:(1)产前因素:孕妇有心肺功能不全、严重贫血、糖尿病、妊娠高血压综合征、子痫、妊娠中后期出血、孕妇感染、羊水异常(过多或过少)、胎膜早破、胎盘早剥、前置胎盘、胎盘老化、胎儿水肿、过期妊娠、多胎妊娠、胎儿大小与孕期不符、孕妇用药(镁剂等)、孕妇吸毒、孕妇吸烟、胎儿畸形或异常、胎动减弱、脐血流异常、孕妇年龄>35 岁等。(2)产时因素:急诊剖宫产、产钳或胎头吸引、臀先露或其他异常先露、早产、急产、滞产、巨大儿、产妇使用全身麻醉药、产妇产前 4 h 内使用过麻醉药、羊水胎粪污染、脐带脱垂、产时出血等。

(二) 操作前准备

操作步骤	物品
保暖	预热的辐射保暖台及温度传感器、预热的毛巾、婴儿帽子、塑料袋或保鲜膜(胎龄<32 周)、预热的床垫浴巾(胎龄<32 周)
清理气道	肩垫、胎粪吸引管、吸引球、10F 和 12F 的吸痰管
监测及评估	听诊器、3—导联心电监测仪和电极片、脉搏氧饱和度仪及传感器、目标氧饱和度参考值表格
正压通气	自动充气式气囊、T—组合复苏器、足月儿和早产儿面罩、6F 和 8F 胃管

续表

操作步骤	物品
给氧	氧源及氧气导管、空氧混合仪
气管插管	喉镜及气管导管(内径 2.5～4.0 mm)、0 号和 1 号镜片、喉罩气道、剪刀、胶布、手套
给药	肾上腺素注射液(浓度 1∶10000)、0.9%生理盐水、注射器(1 ml、5 ml、10 ml、20 ml、50 ml)
静脉置管	脐静脉导管、三通、脐静脉置管所需其他物品

(三) 操作规范及流程

1. 快速评估

4 项指标:(1)足月吗? (2)羊水清吗? (3)肌张力好吗? (4)哭声或呼吸好吗? 如 4 项均“是”,应快速给予彻底擦干,与母亲皮肤接触,进行常规护理。如 4 项中有 1 项为“否”,则进入复苏流程——初步复苏。

2. 初步复苏

保暖和维持正常体温;摆正体位(鼻吸气位),必要时清理呼吸道(先口后鼻,压力 80～100 mmHg,时间小于 10 s);擦干和刺激,重新摆正体位,初步复苏见图 4-1。

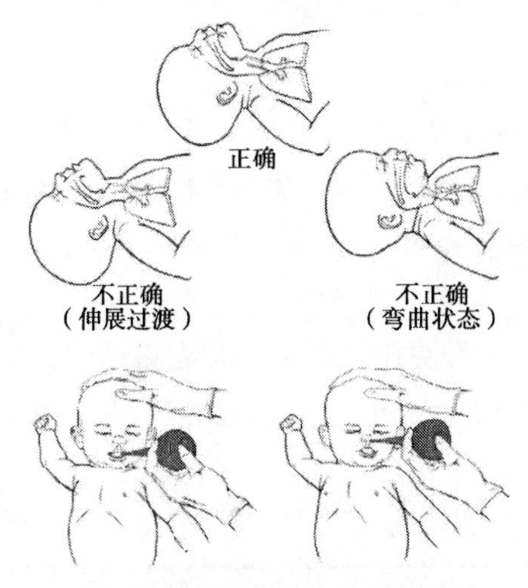

图 4-1 新生儿复苏术(初步复苏)

关于羊水胎粪污染的处理:在出生时如羊水胎粪污染,应进行“有无活力”的评价。这个评价包括三项内容:呼吸是否正常? 肌张力是否正常? 心率是否大于 100 次/min? 如果这三项均为“是”,则继续初步复苏;如果任意一项为“否”,应立即气管插管进行胎粪的吸引。初步复苏完成后再进行评估:评估呼吸、心率和皮肤颜色。以上步骤要求在出生后 30 s 内完成。

3. 正压通气

如果在初步复苏后患儿有呼吸暂停或喘息样呼吸，或心率小于 100 次/min，予以正压通气（见图 4-2）。正压通气的频率为 40～60 次/min，按压与放松的比例为 1∶1.5，压力 20～25 cmH_2O，足月儿和胎龄不小于 35 周早产儿开始用 21%氧气进行复苏，小于 35 周早产儿自 21%～30%氧气开始复苏。通气时注意患儿胸廓起伏及心率变化。

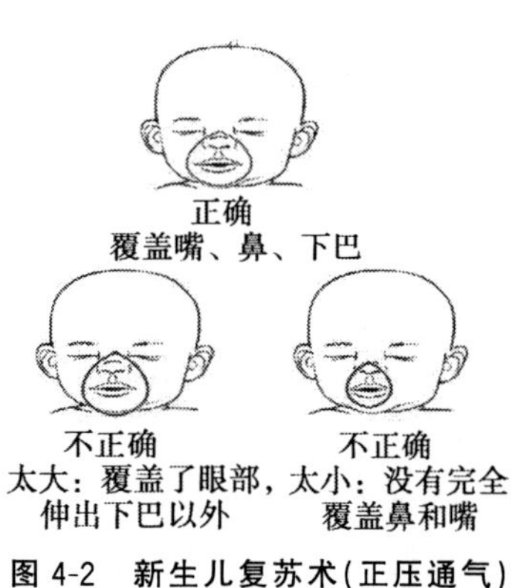

图 4-2　新生儿复苏术（正压通气）

开始正压通气时即刻连接脉搏血氧饱和仪，并观察患儿胸廓是否起伏。若未达到有效通气（胸廓起伏良好，心率迅速增快），需进行矫正通气（MRSOPA 包括：调整面罩、摆正体位、吸引、张口、增加压力、替代气道）。

有效正压通气 30 s 后再次评估心率。如果心率大于 100 次/min，呼吸好转，肤色转红，则可逐渐减少正压通气的频率，随后停止正压通气，进行继续监护。如果心率在 60～99 次/min，再次评估通气的有效性，必要时再做矫正通气步骤，可考虑气管插管正压通气。如果心率小于 60 次/min，再次评估通气的有效性，必要时再做矫正通气步骤，给予气管插管，增加氧浓度至 100%，连接 3－导联心电监护，开始下一步胸外按压。

4. 气管插管

指征为（1）羊水胎粪污染新生儿无活力时，吸引胎粪；（2）气囊面罩正压通气数分钟不能改善通气或无效；（3）需做胸外按压前先气管插管；（4）气管内给药；（5）特殊指征：怀疑膈疝。

选择适当的气管插管型号后要求在 20 s 内完成。如果不能在规定的时间内完成，则应退出，给予正压通气，然后重试。

5. 胸外心脏按压

指征为 30 s 有效正压通气，心率小于 60 次/min。继续正压通气的同时给予胸外心脏按压。采用拇指法或双指法，按压部位胸骨下 1/3(两乳头连线中点下方)，避开剑突。按压深度为胸廓前后径的 1/3，按压频率为 90 次/min，配合 30 次/min 正压通气，胸外按压与正压通气比例为 3∶1，胸外按压者大声喊出“1—2—3 吸”(见图 4-3)。

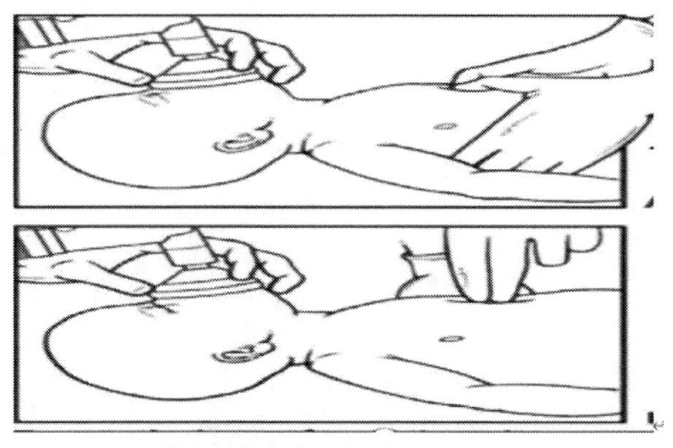

图 4-3　新生儿复苏术(胸外心脏按压)

在完成 60 s 的正压通气和胸外心脏按压后，再次进行评估。如果心率大于 60 次/min，则可停止胸外心脏按压，继续给予正压通气。如果心率仍然小于 60 次/min，检查正压通气和胸外按压操作是否正确，是否给予 100%氧，如“是”则在继续正压通气加胸外心脏按压的同时紧急脐静脉置管，给予药物治疗。

6. 药物使用

(1)肾上腺素：指征：有效的正压通气胸外按压配合 60 s 后，心率持续小于 60 次/min。给予 0.1%肾上腺素每次 0.1～0.3 mL/kg，静脉注射；或 0.5～1 mL/kg，气管内给药；必要时 3～5 min 重复。(2)生理盐水：指征：新生儿对有效的正压通气、胸外按压及肾上腺素无反应；持续心率减慢；急性失血病史；低血容量表现：皮肤苍白、毛细血管再充盈延迟(大于 3 s)、脉搏微弱。可应用生理盐水，首次剂量为 10 mL/kg。脐静脉或骨髓腔 5～10 min 缓慢推入，药物可重复使用。

(四) 操作注意事项

(1)闭环口令，指令清晰准确，动作迅速，要在规定的时间内完成操作并及时评估。

(2)严格掌握每步操作的指征，决策快速准确。

(3)按顺序进行。

(4)初步复苏中擦干新生儿后，需更换干毛巾。

(5)初步复苏在刺激新生儿时，避免用力过度。

(6)正压通气时保证气道通畅及面罩的密闭性良好;注意压力,避免肺损伤。

(7)正压通气超过 2 min,需留置胃管进行减压。

(8)气管插管过程注意无菌,并快速顺利完成插管,避免口腔黏膜的损伤。

(9)胸外按压和正压通气需配合有序、紧密。

(五) 操作后处理

经过复苏后好转的患儿不能等同于正常新生儿,还有可能出现病情再度恶化,需要进入新生儿重症监护病房(NICU)进行持续性的心电监护、生命体征监测以及后续的高级生命支持治疗。

(六) 操作后常见问题及处理措施

(1)气胸:复苏过程中出现少量气胸。

处理:无症状或轻度呼吸窘迫,可不处理。气胸严重时出现呼吸窘迫、氧饱和度下降及心动过缓,危及生命,需要紧急闭式引流。

(2)低血压:复苏后一段时间内,多种原因可造成低血压。

处理:复苏后需进行血压监测,直到稳定在正常范围。可以纠正低血压同时查找低血压原因(如有效循环血容量不足、早发型败血症等),对因治疗。

(3)充气性胃扩张:正压通气易发生充气性胃扩张,胃扩张后,推移横膈向上,影响充分通气。此外胃内压力过高,可引起呕吐(胃内容物反流),易导致误吸。

处理:正压通气超过 2 min 后需放置胃管进行减压。根据患儿情况应尽早气管插管。

(4)低血糖:氧气不足,无氧代谢紊乱时,会增加葡萄糖消耗,出现低血糖,从而导致大脑损害。

处理:复苏后立即检查血糖水平,建立静脉通路,尽早喂养。

第二节　小儿基本技能操作规范

一、小儿灌肠术

实验学时:4学时

(一) 操作介绍

1. 灌肠术

将一定量的溶液通过肛门,由肛门经直肠灌入结肠,以帮助患儿排便、排气。也可通过输入的药物,达到确定诊断和进行治疗的目的。根据灌肠目的可分为保留灌肠和不保留灌肠,根据灌入的液体量又可将不保留灌肠分为大量不保留灌肠和小量不保留灌肠。如为了达到清洁肠道的目的,而反复使用大量不保留灌肠,则为清洁灌肠。

2. 适应证

(1)不保留灌肠:各种原因引起的便秘及肠道胀气,肠道手术及检查前准备;(2)保留灌肠:灌注药物。

3. 禁忌证

(1)急腹症;(2)胃肠道出血;(3)肠伤寒;(4)肠道术后;(5)肛门疾病;(6)严重心脑疾病。

(二) 操作前准备

1. 操作者准备

掌握小儿灌肠术的适应证和禁忌证,熟悉操作流程;做好病情沟通,告知患儿家属灌肠术操作过程中可能出现的不适;操作前洗手、戴口罩和帽子。

2. 患儿准备

排尿排便;提前与患儿沟通,做好心理建设,减少操作中的不良情绪。

3. 操作物品准备

灌肠桶或一次性灌肠器、一次性手套、纱布、治疗盘、液体石蜡油、预热为

39～41 ℃的灌肠液或灌肠药物、橡皮导管、肛管(根据患儿体重选择)、血管钳、一次性中单、尿垫、卫生纸、便盆、输液架、温度计、注射器、医疗废物桶等。

(三) 操作规范及流程

(1)复习操作流程,准备好物品,确定有无适应证和禁忌证。操作前洗手、戴口罩帽子。

(2)携用物至床旁,自我介绍,核对患儿信息,向家长说明要进行的操作名称、目的、可能的不适与应对方法。关闭门窗,遮挡患儿。

(3)协助患儿取左侧卧位(仰卧位亦可),双腿屈膝,脱裤至膝下,臀部移至床沿,在腰部放置软枕与便盆高度相近,臀下放置便盆。保留灌肠时需抬高臀部10cm。

(4)不保留灌肠时,将灌肠筒内倒入适量灌肠液(约 40 ℃)后悬挂于输液架上,使灌肠筒底离床 30～40 cm,橡皮导管连接肛管。血管钳夹闭橡皮导管。再次核对患儿信息,查看局部皮肤情况。戴手套,液体石蜡润滑肛管前端,分开患儿臀部,显露肛门,将肛管缓缓插入肛门,不保留灌肠时,插入深度＜1 岁 2.5 cm,1～4 岁 5 cm,4～10 岁 7.5 cm,≥11 岁 10 cm。用手固定。松开血管钳,使液体缓缓流入,注意灌肠液下降速度和患儿情况。待筒内灌肠液流完,血管钳夹闭肛管,左手捏闭肛门,右手拔出肛管(翻折肛管前端)。待患儿排便。

(5)保留灌肠时,将肛管轻轻插入肛门 10～15 cm,用甘油灌肠器或注射器抽取药物,连接肛管缓慢推入药物。药物注入后夹紧导管,用手捏闭肛门(翻折肛管前端),再拔出肛管,尽量保留药液 1 h 以上。

(四) 操作注意事项

(1)选择粗细适宜的肛管,动作应轻柔,避免反复插管,否则易致肛周、皮肤粘膜损伤,导致感染。如溶液注入或排出受阻,可协助患儿更换体位或调整肛管插入的深度,排出不畅时可以按摩腹部,促进排出。

(2)不保留灌肠时要注意灌肠筒内液面下降情况,若发现液面下降受阻,可轻轻转动肛管。

(3)灌肠过程中,应观察患儿病情,出现面色苍白、异常哭闹、冷汗、气促、腹胀、腹痛或排出液为血性时应立即停止操作,并尽快给予相应处理。

(4)不保留灌肠时,若发现液体只进不出,应立即停止操作并检查原因。

(5)注意灌肠液温度,避免温度过低或过高,一般为 39～41 ℃,否则易导致肠道粘膜损伤或腹痛。

(6)避免肛管插入过浅，注药过快，灌肠后夹紧臀部，否则易导致灌肠无效。

(7)操作过程中注意保暖。

(8)先天性巨结肠患儿，每次灌肠不超过 100 mL。

(9)准确测量灌入液量和排出量，达到出入量基本相等或出量大于注入量。

(五) 操作后处理

(1)擦净患儿臀部，取走便盆，撤去软枕。安置患儿，整理床单元。

(2)核对患儿信息，清理用物，洗手，观察患儿病情及排便情况并记录。

(六) 操作后常见问题及处理措施

(1)肠道黏膜损伤：肛门疼痛、排便加剧、伴局部压痛；损伤严重时可见肛门外出血或粪便带血丝，甚至排便困难。

处理：注意操作轻柔，灌肠液温度、浓度和量合适，选择合适大小肛管，肛管插入深度适宜。发生后按肠出血处理。

(2)肠出血：肛门滴血或排便带有血丝、血凝块。伴脉搏增快、面色苍白、腹痛等。

处理：严密观察患儿生命体征及腹部情况。快速建立静脉通道，给予对症处理。如发生肠穿孔、破裂，请外科会诊。

(3)肠穿孔、破裂：患儿突然出现腹胀、腹痛，腹部有压痛、反跳痛出现，B 超可见腹腔积液。

处理：给予吸氧、心电监护、观察生命体征变化，建立静脉通路，完善术前检查，尽早手术。

(4)肠道感染：腹痛、大便次数增多，大便的量、颜色、形状有所改变。

处理：灌肠时做到一人一液一管，一次性使用，不得交叉使用和重复使用，避免多次重复插肛管。注意清洁卫生。发生肠道感染时根据大便和病原微生物化验结果，选择合理应用抗菌药物。

二、儿童心肺复苏术

实验学时：4 学时

(一) 操作介绍

(1)儿童心肺复苏术：是指在心搏呼吸骤停的情况下采取的一系列急救措施，

包括胸外按压形成的暂时性人工循环、人工呼吸纠正缺氧、电击除颤转复心室颤动等，其目的是使心脏、肺脏恢复正常功能，以挽救生命。

(2)适应证：呼吸、心搏骤停。

(3)禁忌证：①严重胸廓畸形；②广泛性肋骨骨折；③心脏外伤；④血气胸；⑤心脏压塞。

(二) 操作前准备

(1)操作者准备：掌握儿童心肺复苏术；如发生在医院内需规范着装，戴帽子、口罩、洗手。

(2)操作物品准备：治疗盘(治疗碗、纱布 2)、弯盘、简易呼吸器、氧气装置、体外除颤仪、手电筒、血压计、听诊器等。

(三) 操作规范及流程

(1)检查环境是否安全。必要时将患儿移至安全地段。

(2)判断患儿有无反应。轻拍患儿双肩，确定患儿是否有反应(喂！你还好吗)；对于婴儿，则轻拍其足底观察有无反应。

(3)判断患儿有无呼吸。若无反应，快速检查是否有呼吸(听、看和感觉)。

(4)启动紧急反应系统。若无自主呼吸或呼吸不正常，大声呼救。若有人回答，请应答者启动紧急反应系统(呼救，喊人打 120)和取得一台自动体外除颤器(AED)(如果可能)。若无人应答，可首先进行 5 个周期 CPR 后，再启动紧急反应系统。然而，目击心搏骤停时应首先启动紧急反应系统，并获得除颤仪，再回到患儿身边进行 CPR。

呼救同时，将患儿置于硬板上，仰卧位，头颈胸呈直线，禁止俯卧、抬头。松解患儿衣领、拉链及裤带。

(5)判断有无脉搏。检查脉搏(婴儿肱动脉，儿童颈动脉或股动脉)，如 10 s 内无法确认触摸到脉搏，或脉搏低于 60 次/min，需开始胸外心脏按压。

(6)胸外心脏按压(C)。对于大于 8 岁儿童用双掌法，施救者双手重叠，掌根按压胸骨下半部，肘关节伸直，借体重、肩臂之力垂直向脊柱方向按压；1～8 岁儿童用单掌法；小于 1 岁婴儿用双指按压或环抱拇指按压法。按压速率至少为每分钟 100～120 次，按压深度至少为胸廓前后径的 1/3(婴儿大约为 4 cm、儿童大约为 5 cm)，用力快速按压，减少按压的中断(小于 10 s)，每次按压后胸部充分回弹。按压有效的指征为可触及颈动脉、股动脉搏动。

儿童胸外心脏按压如图 4-4 所示。

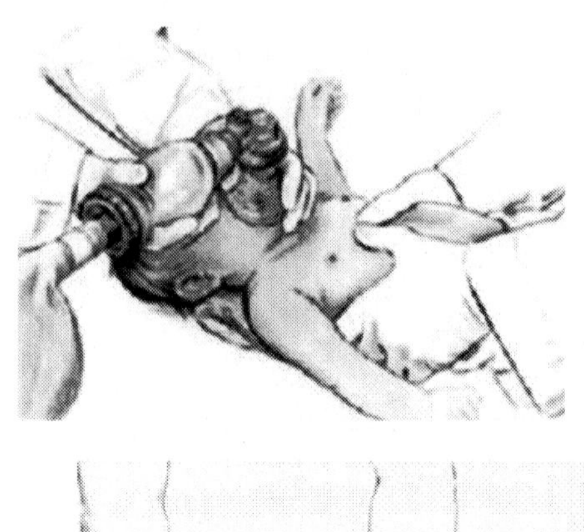

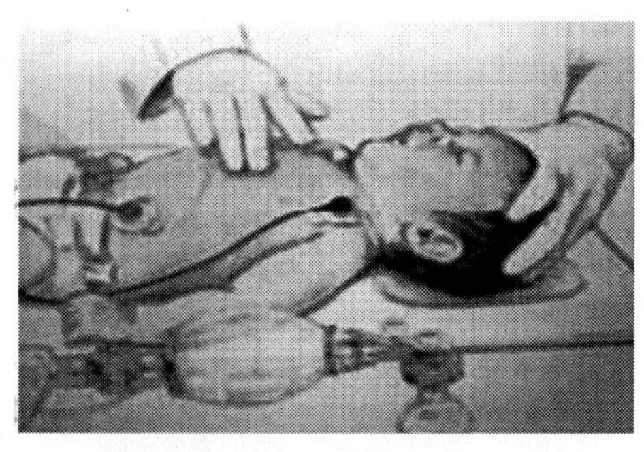

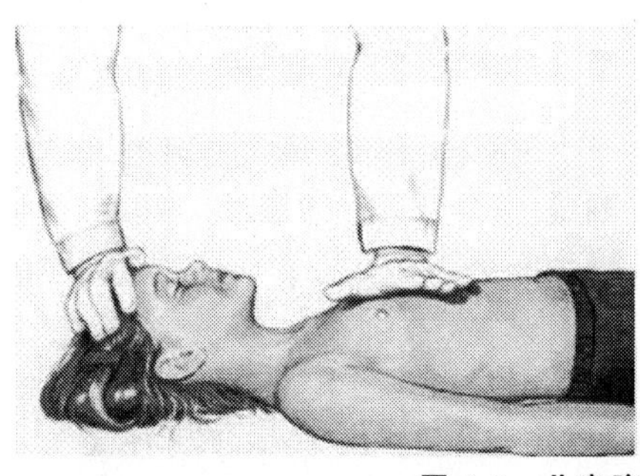

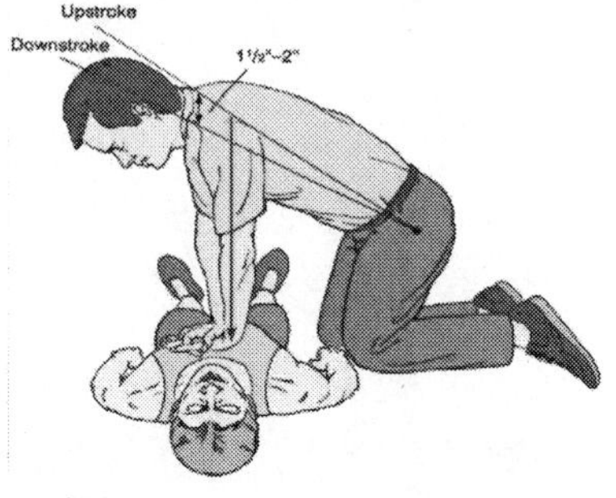

图 4-4　儿童胸外心脏按压

(7)开放气道(A)及人工通气(B)。进行 30 次(单人)心脏按压后,需打开气道及人工通气。

图 4-5 为仰头抬须法开放气道;图 4-6 为人工通气手法。

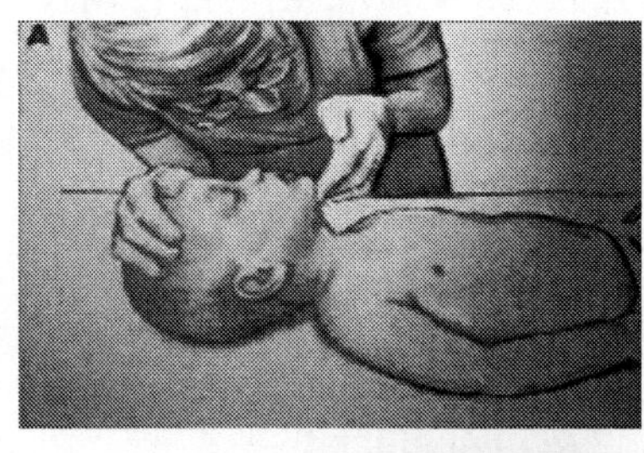

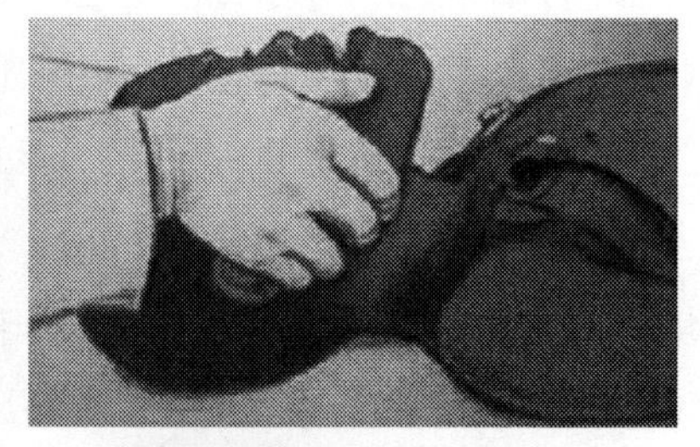

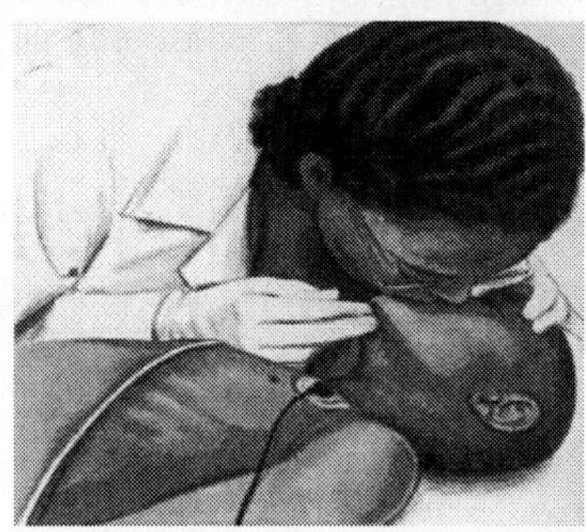

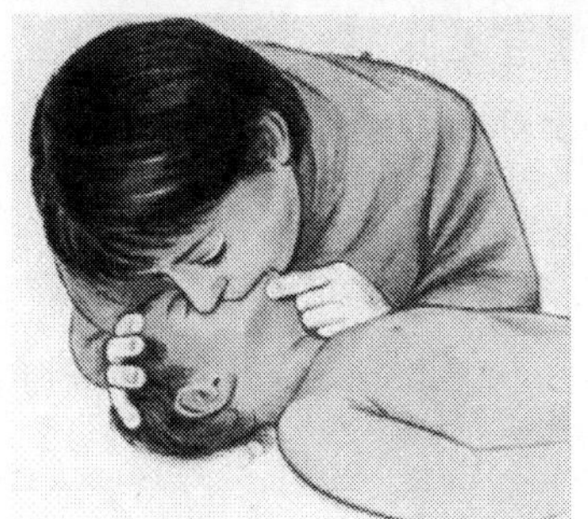

图 4-5　仰头抬须法开放气道

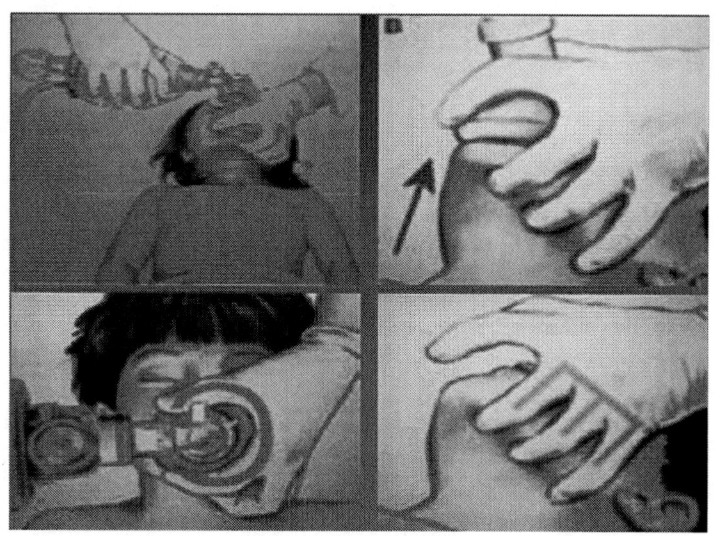

图 4-6 人工道气手法

首先应清理口、咽、鼻分泌物、异物或呕吐物，必要时进行口、鼻上气道吸引。

不怀疑存在头部或颈部损伤的患儿，采用仰头抬颏法打开气道，用一只手的小鱼际置于患儿前额，另一只手的食指、中指置于下颏将下颌骨上提，使下颌角与耳垂的连线和地面垂直；怀疑颈椎损伤的患儿，采用“托颌法”法打开气道，将双手放置在患儿头部两侧，握住下颌角向上托下颌，使头部后仰程度为下颌角与耳垂连线和地面成 60°(儿童)或 30°(婴儿)。

在院外，操作者先深吸一口气，采用口对口(大儿童，捏闭鼻孔)或口对口鼻(小婴儿)，保持气道通畅，将气吹入，观察患儿的胸廓是否抬起。医疗人员在院内可使用球囊面罩通气，选择合适大小的面罩，保持紧密覆盖住患儿口鼻，采用“EC”钳方式进行：中指、无名指、小指成 E 字型向面罩方向托颌，拇指和食指呈 C 字型将面罩紧紧扣在面部，过程中注意观察胸廓起伏情况。避免过度通气，仅需要使胸廓抬起的最小呼气量即可。随后再继续进行心脏按压。

(8)按压与通气的协调。未建立高级气道时，单人复苏按压通气比例 30∶2，双人复苏按压通气比例 15∶2。一般要求每 2 min 两名施救者应交换职责，每次交换在 5 s 内完成。

建立高级气道(气管插管)后，负责胸外心脏按压的人员以每分钟 100 次的频率进行不间断按压，负责通气者以每 6～8 s 给予 1 次人工呼吸的速度(8～10 次/min)进行通气。两者不再进行按压与呼吸的配合。

如患儿无自主呼吸或呼吸衰竭，但存在大动脉搏动，且脉搏大于 60 次/min，无需给予胸外心脏按压，可仅给予呼吸支持，每 3～5 s1 次人工通气(12～20 次/min)，每次呼吸时间持续 1 s,并观察胸廓是否起伏。

(9)5 个周期的 CPR 后,再次判断颈动脉搏动与呼吸。并再次确认是否启动紧急反应系统以及取得一台 AED(可能的情况下)。若患儿恢复动脉搏动与呼吸,行进一步生命支持,嘱患儿绝对卧床休息。向家属介绍病情,取得合作。反之,继续复苏 5 个周期后再次判断。

(10)心搏骤停的处理。当患儿出现心搏骤停时,应立即进行 CPR,并连接监护仪或除颤仪。如为不可电击心率(心搏停止,无脉电活动),应尽快建立静脉或骨髓通路,给予 0.1%肾上腺素(0.01 mg/kg,即 1∶10000 浓度 0.1 mL/kg,最大剂量为 1 mg)静脉注射或骨髓腔注射;或者 0.1 mg/kg(即 1∶1000 浓度 0.1 mL/kg)气管内给药,3~5 min 后可重复,每 2 min 评估心率。如为可电击心率(心室颤动,无脉室性心动过速),应尽快除颤,小于 8 岁儿童首选带有儿童衰减器系统的 AED,也可使用普通 AED。除颤初始能量一般为 2 J/kg,难治性室颤可为 4 J/kg。除颤后应立即恢复 CPR,2 min 后评估心率,无效可加倍除颤剂量,除颤能量可升至 4 J/kg 或以上,但不超过 10 J/kg。顽固性心室颤动或室性心动过速可给予胺碘酮或利多卡因,同时治疗可逆性病因。

复苏有效的指征:意识逐渐恢复,出现反射或挣扎。呼吸恢复,出现自主呼吸。心率恢复,可触及大动脉搏动。肤色恢复红润。散大的瞳孔缩小。

(四) 操作注意事项

(1)开放气道方法:仰头抬颏、托颌法。

(2)检查患儿呼吸时需要:一看(即用眼观察患儿胸部有无起伏运动),二听(即用耳听患儿是否有呼吸音),三感觉(即用面颊感觉患儿是否有气流呼出)。

(3)人工呼吸时,吹气时间需要 1 s 或以上,以胸廓抬起为度,避免吹气过快、过大。

(4)胸外按压时应避开剑突和肋骨,以免造成损伤。按压时动作迅速,每次按压后应待胸廓完全恢复后方可再次按压。抬起时手不能离开胸壁。

(5)复苏过程中必须保证按压连续性,除非建立人工气道或除颤。中断按压时间不得超过 10s。

(6)若脉搏≥60 次/min,但没有自主呼吸或呼吸次数不足,可不做胸外按压,仅给予复苏呼吸 12~20 次/min(每 3~5 s 1 次)。

(五) 操作后处理

(1)若患儿恢复心搏及呼吸,进一步给予高级生命支持,绝对卧床休息。

(2)向家属交代病情,取得配合。

(3)操作完毕后清理现场,整理患儿衣物。

(六)操作后常见问题及处理措施

(1)充气性胃扩张:由于口对口呼气量过大或时间过长,用简易呼吸器亦可发生类似情况。胃扩张后,推移横膈向上,影响充分通气。胃内充气压力过高,可引起呕吐(胃内容物反流),易引起误吸。

处理:根据患儿情况应尽早气管插管。放置胃管减轻压力。

(2)肋骨骨折:胸外按压操作不正确,出现肋骨骨折,可能扎破肺组织或血管,引起气胸、血胸、血气胸。

处理:需尽快完善肺部影像学检查,出现气胸应进行闭式引流。如有血胸,应视出血大小决定处理方法。

(3)内脏损伤:按压部位不正确,压力过大,可能造成肝或脾撕裂,引起出血。

处理:需尽快完善相关辅助检查,多学科会诊。

(4)栓塞:胸外按压发生肋软骨分离或肋骨骨折时,骨髓内脂肪滴可进入体循环血管导致栓塞。出现呼吸困难、心动过速、意识障碍、发热、紫绀,上胸部、腋窝颈部有瘀斑,甚至也见于结膜及眼底视网膜栓塞。

处理:严密监护生命体征变化,氧疗或呼吸支持,必要时抗凝治疗等。

(编者:李艳阳　谢春丹)

第五章　麻醉科基本技能操作规范

一、气管内插管术及面罩简易呼吸囊通气

实验学时:4 学时

(一) 操作介绍

(1)气管内插管术:通过口腔或鼻孔经喉把特制的气管内导管插入气管内。

(2)适应证:①需用肌松药的全身麻醉;②急危重患者抢救;③呼吸治疗。

(3)禁忌证:①喉水肿;②急性喉炎;③喉头黏膜下水肿。但当气管插管作为抢救患者生命的措施时,无绝对禁忌证。

(二) 操作前准备

1. 操作者准备

(1)穿工作服,戴口罩、帽子、手套;(2)插管前检查与评估,判断患者有无行气管插管的禁忌证(通过问病史和查体);(3)签署知情同意书:与患者及家属沟通,告知可能的风险及并发症。

2. 患者准备

取出口腔内活动性义齿,取平卧嗅花位,充分吸氧。

3. 操作物品准备

(1)面罩及简易呼吸囊通气设备:选择合适尺寸的面罩和呼吸囊,成年人面罩分为小、中、大 3 种型号,儿童面罩分为新生儿、婴儿和儿童 3 种型号,呼吸囊分为成年人、儿童、婴儿和新生儿 4 种型号。同时还需准备不同型号的口咽及鼻咽通气道。(2)喉镜:分为弯型喉镜和直型喉镜。弯型喉镜放在会厌的上方根部上提会厌,暴露声门裂时不会损伤到会厌;直型喉镜放在会厌的下方上挑会厌,暴露声门裂时可能损伤会厌,现已少用。(3)气管导管:都是由质地坚韧,无毒性,对咽、

喉、气管等组织无刺激，也不引起过敏反应的塑料或橡胶制成的管壁光滑的导管，气管导管一般由单腔导管、防漏套囊、导管接头3部分组成，型号通常以导管内径(ID)标号，每号相差0.5 cm，气管导管型号的选择根据患者的具体情况来定。成年男性常用ID7.5～8.0，插入深度为22～24 cm；成年女性多用ID7.0～7.5，插入深度为21～23 cm。(4)其他操作物品：全身麻醉及抢救药物(拟全麻或模拟患者需要)、心电监护设备(操作过程中需监测患者生命体征)、听诊器(用于判断气管导管位置及深度)、导引管芯(管芯尖端距导管开口1 cm，便于气管导管塑形)、10 mL注射器(用于套囊充气)、消毒的润滑剂(润滑导管外壁)、牙垫与胶布(用于外固定导管)、吸引装置及吸痰管(随时可启动)、氧源(输氧管道可连接简易呼吸器、呼吸机或麻醉机)。

(三) 操作规范及流程

1. 操作流程

(1)着装和环境：操作人员戴帽子、口罩，家属回避。

(2)与患者沟通：介绍自己，核对患者姓名、性别、床号等，同时嘱咐患者操作前注意事项。

(3)进行插管前评估：预测气管插管的难易程度，并采取相应的措施。评估内容包括：①一般检查：面部外貌、体型、口腔严重畸形如小嘴、小下颌、高弓上腭、巨舌、公牛颈、病态肥胖症和胸部肥厚等常提示有气管插管困难的可能；②头颈活动度：检查寰枕关节及颈椎的活动度是否正常，正常头颈屈伸范围在90°～165°，如强直性脊柱炎患者可能插管困难；③测量甲颏距离，即头在伸展位时，测量自甲状软骨切迹至下颏尖端的距离，如果此距离小于6 cm，可能窥喉困难；④张口度：患者的张口度<2.5 cm经口腔插管时较困难，需特别注意口周及面部的烧伤瘢痕，及下颌关节活动度；⑤鼻腔：鼻腔是否通畅；⑥牙齿：是否有松动和义齿，义齿是否能取下，切牙是否外突。

(4)简易呼吸囊面罩辅助通气：①单手扣面罩常采用“EC手法”，操作者左手拇指和食指环绕呈“C”形，缺口处应超过面罩纵向中线，便于对面罩右半部分施压密封，拇指负责鼻部区域的密封，食指负责口部区域的密封，通过这两个手指实现面罩与面部轮廓的整体密封；②中指、环指和小指呈“E”形，中指和环指的力点在下颌骨降支骨质，起仰头抬颏和开放气道作用；并使面部向面罩贴合，加强面罩密封效果；③小指着力点在下颌角处骨质，起托下颌作用；④操作者右手张开，握住呼吸囊中部加压辅助或控制呼吸，顺畅的通气压力一般小于20 cm H_2O，根据右手加压时的阻力感,观察随压力变化的胸腹部起伏以及呼气末二氧化碳波形等指标判断面罩通气效果;⑤单人单手扣面罩难以维持通气时,排除手法不当和头位问题,很可能患者存在舌后坠等所致的上呼吸道梗阻,应加用口咽或鼻咽通气道来改善面罩通气。

(5)清醒患者需在全身麻醉下操作,待全身麻醉药起效并用面罩呼吸囊或麻醉机充分控制呼吸后开始气管插管。纯氧通气 2 min,EC 手法扣面罩,观察无漏气无梗阻,胸廓起伏良好,频率 10～18 次/min,纯氧通气 2 min。

(6)摆好体位:患者头下垫一薄枕并稍后仰,使颈椎伸直呈"嗅花位",操作者站立于患者的头顶部,或坐于患者头前,并调节好凳子的高度。

开放气道:术者用双手托患者的双下颌(拇指放置于两侧鼻翼附近),打开口腔检查并清除口腔内异物。插管全程应始终保持患者头后仰。

(7)喉镜置入口腔:术者左手持弯形喉镜(握持手势须正确),沿右侧口角垂直进入口腔;然后将舌体推向左侧,喉镜移至口腔正中线上,避开门齿。喉镜必须居中,否则将导致声门裂显露不充分。

(8)以解剖标志为引导深入喉镜:喉镜在口腔居中见到悬雍垂(第一标志)后,继续慢慢推进喉镜,即可见会厌(第二标志),喉镜始终在会厌的上方继续深入,直至喉镜尖端抵达会厌根部。

(9)上提喉镜显露声门裂:待喉镜尖端抵达会厌根部后,向前上方用力提喉镜(沿 45°角的合力),使会厌随之而抬起,显露下方的声门,可见到左、右声带及其之间的裂隙。注意不能以患者的牙齿为支点去撬上切牙。上提喉镜的三个前提条件:①喉镜必须居中;②喉镜必须在会厌的上方;③喉镜尖端必须抵达会厌根部。

(10)直视下插入气管导管:通常将导管的尖端向前弯成钩状,右手以握毛笔手式持气管导管从口腔右侧进入,将导管前端对准声门裂,在明视下送入导管;轻柔旋转导管,使其顺利地一次通过声门裂进入气管内。

(11)拨出管芯后再前进到位:待导管通过声门裂 1 cm 后,拨出管芯再前进,不允许带着管芯插入气管过深。准确的插管深度为:成年人导管尖端过声门后再送入 5 cm,即声门裂下 6 cm;此时套囊已完全通过声门裂,而导管顶端距离气管隆嵴至少有 2 cm(可以经 X 线胸片证实)。

(12)插管深度:先放入牙垫再退出喉镜,再次确定插管深度,导管平门齿深度男性 22～24 cm,女性 21～23 cm。

(13)同时采用三种方法确定导管是否在气管内:①出气法:按压患者双侧胸

部，观察和感受导管开口是否有温热气流呼出；②进气法：挤压简易呼吸囊，观察两侧胸廓是否均匀抬起，同时听诊双肺呼吸音是否一致，且上腹部无气过水声；③呼气末二氧化碳监测有连续规则的二氧化碳方波出现，此为气管导管在气管内的金标准。

(14) 气管导管固定顺序为先内再外固定。① 内固定：往套囊内充气 5～10 mL，具体充气量可观察小气囊的张力，既不可充气不足增加麻醉气体泄漏和返流误吸风险，亦不可过度充气造成气管壁粘膜缺血；②外固定：然后用两条胶布十字交叉固定于患者面颊部；要求牢固美观，胶布长度不宜超过双侧下颌角，亦不可过短致导管易脱落。

气管插管示意图如图 5-1 所示。

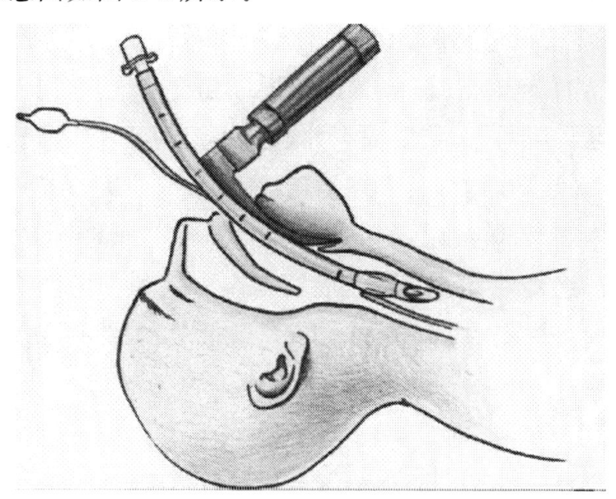

图 5-1　气管插管示意图

2. 操作技巧及难点

在操作过程中应动作轻柔，逐步暴露，首先暴露悬雍垂，继续深入可见会厌的边缘，喉镜片深入至舌根与会厌交界处后，上提喉镜，即可看到声门裂隙，切忌以上门齿作为喉镜片的着力支点用撬的力量去显露声门，否则极易造成门齿脱落损伤。

(四) 操作注意事项

(1)口腔张开度不够则不利于操作，操作过程中可稍推伸头位，或用拇指伸入口腔辅助张口。

(2)注意选择尺寸、型号恰当的喉镜窥视片，并从舌的右侧插入。

(3)在喉镜暴露的过程中，着力点应在喉镜片的顶端，并用上提喉镜的力量来达到显露声门的目的，避免造成牙齿损伤。

(4)听诊双侧上下肺叶呼吸音及胃泡区,避免气管导管插入过深或误入食管,及时判断后调整深度或重新插管。

(5)插管成功后用胶布紧固导管,避免辅助通气时或术中脱出。

(五) 操作后处理

(1)气管插管成功后,应随时吸痰、湿化和护理,始终保持人工气道畅通;吸痰和湿化的方法要正确,注意无菌操作。

(2)连接好人工正压通气装置,主张先用简易呼吸囊手控呼吸,而不要急于接人工呼吸机;待调节好呼吸机参数试运行无误以后,再过渡到人工呼吸机进行机械通气。

(3)正确处理用物,垃圾分类。

(六) 操作后常见问题及预防处理措施

(1)牙齿损伤:喉镜置入上提会厌时不要以切牙为支点,以免造成牙齿松动或脱落。如果发生牙齿脱落,一定要找到并取出脱落的牙齿,并请专科会诊。

(2)低氧血症和高碳酸血症:喉镜暴露、气管插管时间过长以及面罩通气不充分会导致低氧血症和高碳酸血症;极端严重时导致心搏骤停。因此要求:①面罩通气时应注意保证患者呼吸道通畅及面罩与患者间的密闭性。②气管插管要求动作熟练、快速紧凑,从喉镜置入到接气管导管通气的时间一般应该在 60 s 内完成。③如果气管插管失败或不顺利,应立即停止插管、退出喉镜和导管,不要再盲目地操作,以免导致咽喉部黏膜损伤,甚至造成喉头水肿,影响面罩通气效果,严重者会造成患者窒息。应马上面罩给氧,简易呼吸囊通气,充分给氧后再次尝试,以免因插管时间过长,造成患者缺氧心搏骤停。若两次插管不成功应立即启动困难气道处理流程。

(3)喉痉挛、支气管痉挛和呛咳:对清醒患者实施气管插管麻醉深度过浅时易发生。清醒患者一定要提前镇静镇痛,保证麻醉深度足够。

(4)心血管反应:包括高血压、心动过缓、心动过速、心律失常。主要因为麻醉过浅引起,插管时除了使用镇痛镇静药物外,辅助局部表面麻醉或心血管药物可以控制并减少心血管反应。

(5)误入食管:一定要多种方法反复确定导管是否在气管内,误入食管后应尽快拔出并重新进行气管插管。

二、中心静脉穿刺置管术

实验学时:4 学时

(一) 操作介绍

1. 中心静脉穿刺置管术

把一种特制的导管经皮肤穿刺留置于中心静脉腔内(颈内静脉、锁骨下静脉、股静脉),利用其测定各种生理学参数并进行相关诊断与治疗,同时也可建立长期的输液途径。

2. 适应证

(1)体外循环下各种心血管手术;(2)估计术中将出现血流动力学变化较大的非体外循环手术;(3)严重外伤、休克以及急性循环衰竭等危重患者的抢救;(4)需长期高营养治疗或经静脉抗生素治疗;(5)研究某些麻醉药或其他治疗用药对循环系统的影响;(6)经静脉放置临时或永久起搏器;(7)临时透析;(8)快速输注液体;(9)空气栓塞时抽吸空气。

3. 禁忌证

(1)穿刺部位外伤,局部有感染;(2)凝血功能障碍(抢救除外);(3)患者兴奋、躁动,极为不合作者。

(二) 操作前准备

1. 操作者准备

(1)穿刺前检查与评估,判断患者有无中心静脉穿刺置管的禁忌证。

(2)签署同意书:与患者和(或)家属沟通,告知操作目的、意义及相关并发症,签署中心静脉置管同意书。

(3)选择穿刺途径并做好标记:根据患者的具体情况选择最合适的穿刺部位,常用的路径有右颈内静脉、锁骨下静脉、股静脉。需要长期留置中心静脉导管的患者如无禁忌证优先选择右锁骨下静脉入路穿刺。①锁骨上路法锁骨下静脉穿刺定位:患者取头低脚高仰卧位,在右侧胸锁乳突肌锁骨头的外侧缘,锁骨上缘约1.0 cm 处进针,针与身体矢状面成 30°～45°角,与冠状面保持水平或稍向前 15°,针尖指向胸锁关节。②颈内静脉穿刺:一般根据颈内静脉与胸锁乳突肌的关系,可分别在右侧胸锁乳突肌的前、中、后三个部位进针。最常选用的是中路:在右侧锁骨与胸锁乳突肌的锁骨头和胸骨头形成的三角区的顶点，进针时针干与皮肤成30°，与中线平行直接指向同侧足端。③锁骨下路法锁骨下静脉穿刺定位：右侧锁骨中点下缘下方约1 cm，再偏外侧1 cm处，方向指向胸锁乳突肌胸骨头与锁骨形成的夹角平分线上1 cm处。④股静脉穿刺：患者仰卧位，穿刺侧大腿外旋，膝屈曲，臀下垫枕，腹股沟韧带稍下方紧靠股动脉内侧0.5 cm处为穿刺点，针头与皮肤成45°，在股动脉内侧0.5 cm处刺入。

(4)穿工作服，戴口罩、帽子、外科洗手、穿手术衣、戴无菌手套。

2. 患者准备

依据穿刺路径及部位不同配合穿刺者摆放不同体位并充分暴露穿刺区域，穿刺过程中维持体位不变，有不适及时告知穿刺者。

3. 操作物品准备

(1)中心静脉穿刺套管1套，内有特制的穿刺针、空针、导丝、扩张器、留置管等；(2)深静脉穿刺包1个，内有纱布2～3块，无菌孔巾1块，另有剪刀、持针器、针、线等；(3)1%利多卡因5 mL；(4)肝素稀释液，浓度为12.5 U/mL；(5)无菌手套1副；(6)消毒用品。

(三) 操作规范及流程

1. 操作流程(以锁骨下路法锁骨下静脉穿刺为例)

(1)自我介绍，核对患者资料，嘱咐患者操作时的注意事项(如穿刺过程中维持体位的重要性等)。

(2)患者去枕平卧位，头偏向对侧，肩背部垫一小枕，有利于两肩后展，双上肢下垂平放于体侧。

(3)打开无菌穿刺包，外科洗手、穿手术衣、戴无菌手套。

(4)颈、胸、肩部常规皮肤消毒，铺无菌巾，显露穿刺部位。

(5)抽取1%利多卡因5 mL作局部浸润麻醉。

(6)取出深静脉穿刺套管，抽取肝素稀释液，检查穿刺针和留置导管的通畅性。

(7)选择穿刺点，右侧锁骨中点下缘下方约1 cm，再偏外侧1 cm处，方向指向胸锁乳突肌胸骨头与锁骨形成的夹角平分线上1 cm处。

(8)针刺入3～4 cm后抽回血，见回血置入导丝，退出穿刺针，用扩张器扩张皮下组织后退出。最后置入中心静脉导管，退出导丝，置管深度为12～15 cm。回抽血液通畅后注入肝素水封管备用，局部进行固定，外表覆盖纱布封闭或用一次性贴膜封闭。

中心静脉穿刺置管术如图5-2所示。

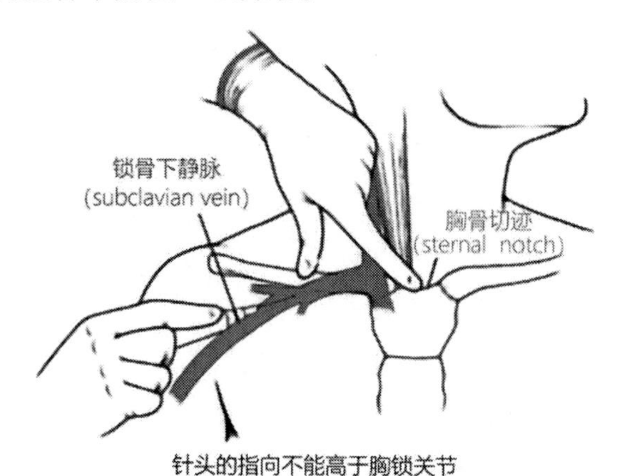

图5-2　中心静脉穿刺置管术示意图

2. 操作技巧及难点

患者的体位往往是穿刺成功的关键，无论何种入路均应摆放合适的体位，锁骨下静脉穿刺时常取右侧锁骨下静脉，患者仰卧位，头偏向左侧，肩部垫高，上肢紧贴体侧，保持锁骨向前，使锁骨间隙张开便于进针。穿刺成功后如导引钢丝放置不顺利，可慢慢旋转穿刺针，使针的斜面朝心脏方向，针稍稍退出再置入导丝或稍前进再置入，必要时重新穿刺或借助彩色多普勒超声引导下穿刺。同时也应掌握多种入路，不要片面强调某一种径路的成功率而进行反复多次的穿刺。

(四) 操作注意事项

(1)充分熟悉锁骨下静脉的走行及与锁骨下动脉、锁骨、第1肋骨及胸膜等位置之间的解剖关系，根据解剖特点进行操作。

(2)对于桶状胸、肺气肿、胸壁畸形等患者，操作应谨慎。因这类患者的正常解剖结构发生了变化，穿刺不易成功，且易出现并发症。由于局部畸形致穿刺失败占40%，可见其重要性，应警惕。应及时改其他入路穿刺。

(3)强调平卧位，头转向对侧，肩背部垫枕抬高，以便于定位及操作。

(4)如一侧穿刺不成功，可改为对侧穿刺，禁在原穿刺点反复穿刺，以避免误伤动脉以及血肿、气胸的发生。

(5)物品准备齐全，避免穿刺过程中来回取物。

(6)穿刺方法一定要准确，防止盲目穿刺出现并发症，必要时借助超声引导下进行穿刺。

(7)整个操作过程严格无菌，防止污染而发生感染。

(8)穿刺置管入上腔静脉后,必须关闭调节夹,防止空气进入形成气栓。

(9)穿刺成功后,如导引钢丝放置不顺利,可慢慢旋转穿刺针,使针的斜面朝心脏方向,针稍稍退出再置入导丝或稍前进再置入,切勿硬性插入,防止血管神经损伤、血肿形成等。

(10)意识不清或躁动不安者不宜施行。

(11)每次穿刺完成后,应密切观察患者的呼吸及胸部变化,必要时摄X线胸片以排除有无气胸等发生。

(12)关于置管深度,经锁骨下区行锁骨下静脉穿刺时,置管长度最好不要超过15 cm,以12～15 cm为佳,太短则易脱出。

(五) 操作后处理

(1)按要求清理穿刺用物:利器放入专用利器盒,被血液、体液污染的物品放入黄色垃圾袋等。

(2)术后加强监测,观察患者呼吸、血压、气道压力及颈部有无肿大。

(3)必要时可行床旁胸片了解导管位置及是否出现气胸或血胸等并发症。

(4)写好穿刺记录。

(六) 操作后常见问题及预防处理措施

(1)气胸:多发生于经颈静脉、锁骨下静脉穿刺。表现为穿刺后(可能数小时后)患者出现呼吸困难、同侧呼吸音减低,可经同侧第2肋间隙试穿或拍摄X线胸片确诊。

处理:及时作胸腔抽气减压或闭式引流术等。

(2)血胸:穿刺过程中若将静脉或锁骨下动脉壁撕裂或穿透,同时又将胸膜刺破,血液可经破口流入胸腔,形成血胸。表现为:心率增快,血压下降,患者可出现呼吸困难、胸痛和发绀。X线胸片有助于诊断。

处理:临床上一旦出现肺受压症状,应立即拔出导管,停止输液,并作胸腔穿刺引流,必要时需开胸探查,并经其他途径补充失血。

(3)神经损伤:损伤臂丛神经时,患者出现放射到同侧手、臂的触电样感或麻刺感。

处理:应立即退出穿刺针或导管。

(4)血肿:由于动静脉紧邻,操作中可能会误伤动脉。

处理:当刺破动脉时,回血鲜红且压力较大,应立即拔出穿刺针,经局部压迫后可不引起明显血肿。血肿较大压迫气道则应气管插管并留置足够时间,避免呼吸道受压梗阻。

(5)空气栓塞:中心静脉在吸气时可能形成负压,穿刺过程中、更换输液器及导管和接头脱开时,尤其是头高半卧位的患者,容易发生空气栓塞。

处理:患者应取头低位穿刺,插管时不要大幅度呼吸,多可避免空气栓塞的发生。

(6)血栓形成和栓塞:主要发生于长期置管和全肠外营养的患者。

处理:应注意保证液体持续滴注及定期肝素生理盐水冲洗。

(7)感染:导管留置期间无菌护理十分重要,应定时更换敷料。如患者出现不能解释的寒战、发热,白细胞数升高,导管穿出处皮肤压痛和红肿等。

处理:应立即拔除导管,行导管头端及患者血液的细菌培养,并同时应用抗生素。

(8)大血管和心脏穿孔:为少见的严重并发症。主要表现为血胸、纵隔血肿和心脏压塞,一旦发生后果严重;心脏压塞的病死率可高达 80%,穿孔原因往往与导管太硬及插入过深有关,尤其当原有心脏病变、腔壁变薄而脆的情况下。留置中心静脉导管的患者若突然出现发绀、面颈部静脉扩张、恶心、胸骨后和上腹疼痛、不安和呼吸困难,进而血压下降、脉压变窄、奇脉、心动过速、心音遥远时,都提示有心脏压塞的可能。

处理:①立即停止静脉输注;②降低输液容器的高度至低于患者心脏的水平,以利用重力尽可能吸出心包腔或纵隔内的积血或液体,然后慢慢地拔出导管;③必要时应考虑作心包穿刺减压。

预防措施有:①导管质地不可太硬;②导管顶端插至上腔静脉与右心房交界处即可,不宜过深;③有怀疑时,可经导管注入 2 mL X 线显影剂,以判断导管尖端的位置。

三、硬膜外穿刺置管术

实验学时:4 学时

(一) 操作介绍

1. 硬膜外穿刺置管术

把一种特制的导管经皮肤穿刺置留于硬膜外腔内,利用其实施硬膜外麻醉、术后镇痛、疼痛治疗等。

2. 适应证

(1)硬膜外麻醉;(2)术后自控镇痛;(3)慢性腰腿痛的治疗。

3. 禁忌证

(1)严重贫血、高血压及心脏代偿功能不良者应慎用;(2)严重休克、凝血功能障碍、穿刺部位有感染病灶者;(3)脊柱外伤或解剖结构异常、中枢神经系统疾病者;(4)精神病、严重神经官能症以及小儿等不合作病人。

(二) 操作前准备

1. 操作者准备

(1)穿刺前检查与评估,判断患者有无硬膜外穿刺置管的禁忌证;(2)签署同意书:与患者和(或)家属沟通,告知操作目的、意义及相关并发症,签署硬膜外穿刺置管同意书;(3)穿工作服,戴口罩、帽子、外科洗手、穿手术衣、戴手套。

2. 患者准备

患者多采用侧卧位,穿刺前患者均应建立静脉通路,以备紧急情况下给予药物治疗。连接好生命体征监测装置,以便穿刺中随时了解患者的生命体征变化。

3. 操作物品准备

一次性硬膜外穿刺包、无菌手套、络合碘、利多卡因、弯盘、胶布。

(三) 操作规范及流程

1. 操作流程

(1)与患者沟通:介绍自己,核对患者资料,同时告知患者操作中的注意事项。

(2)选择合适的体位,确定穿刺点:①患者体位:硬膜外穿刺的体位有侧卧位及坐位两种,临床上主要采取屈背抱膝侧卧位,使拟定穿刺点充分显示。②穿刺部位选择并标记:根据手术部位选择,一般取支配手术范围中央的脊神经相应的棘突间隙。如上肢手术选择颈 7～胸 1 椎间隙,上腹部手术选择胸 8～胸 9 椎间隙,下腹部手术选择胸 10～胸 11 椎间隙,下肢手术选择腰 1～腰 2 或腰 2～腰 3 椎间隙。为确定各棘突位置,可参考下列体表解剖标志:颈部最大突起的棘突为第 7 颈椎棘突,两侧肩胛冈连线为第 3 胸椎棘突,肩胛角连线为第 7 胸椎棘突,两侧髂嵴最高点的连线为第 4 腰椎棘突或腰 3～4 棘突间隙。

(3)消毒铺巾:严格遵守无菌操作。打开硬膜外穿刺包,戴消毒手套,常规以聚维酮碘消毒穿刺点皮肤,消毒范围直径为 15～20 cm,铺消毒孔巾,露出穿刺点。

(4)麻醉:无菌液擦拭手套后,穿刺点定位,用左手食指和中指固定穿刺点两侧皮肤,以 5 mL 注射器抽取 2%利多卡因 2 mL,在穿刺点处逐层行局部浸润麻醉,注射药物前应回抽,观察无血、无气方可注药。

(5)穿刺过程:①直入法:为临床上所常用。用三棱针在上述局部麻醉处刺入(深至皮下),退去三棱针。右手持硬膜外穿刺针,沿皮孔刺入,分别通过棘上、棘间和黄韧带,进入硬脊膜外腔。②侧入法:对棘上韧带钙化、棘突间隙狭窄等病例,应用此法较易获得成功。在棘突间隙中点旁开 1～1.5 cm 处进针,穿刺针与皮肤成 75°角对准棘突间孔刺入,经棘突间孔刺破黄韧带进入硬脊膜间隙。应用此法,一定要掌握进针方向。

(6)穿刺针进入硬脊膜外腔的指征:①黄韧带突破感(操作者的手有落空感);②负压试验阳性:针尾水珠或毛细玻璃管水珠吸入(几乎与落空感同时出现);③注射空气无阻力;④回抽注射器无脑脊液或血液。

(7)硬膜外置管:确定穿刺针进入硬膜外腔以后,置入硬膜外导管,置入长度 3 cm,导管应顺利通过穿刺针,亦可作为穿刺针在硬脊膜外腔的一个指征。

2. 操作技巧及难点

(1)硬膜外穿刺针头斜面方向与身体纵轴保持平行可减少对组织的切割伤害;

(2)选择多种方法判断穿刺针头是否进入硬膜外腔,不要追求穿刺突破感,因为当进针速度足够缓慢时突破感觉不明显;

(3)每次判断穿刺针头位置或注药时必须先回抽观察是否有血液或脑脊液回流后再继续操作;

(4)管已越过穿刺针斜口遇阻力或其他情况需将导管退出时,必须将导管与穿刺针一并拔出,避免导管被穿刺针斜口切断留在体内;

(5)穿刺置管完成后妥善固定导管,避免患者因体位变化或活动致导管脱出。

(四)操作注意事项

1. 无菌术

在操作中严格执行无菌原则。例如,操作医生的有菌部位和有菌物品不越过麻醉包上方;消毒范围以穿刺点为中心,半径至少 15 cm。

2. 穿刺针头斜面方向

该因素易被忽略。穿刺针头斜面在最初穿刺的 2～3 cm 内与身体纵轴平行,估计到达黄韧带时将穿刺针旋转 90°至斜面与身体纵轴垂直,这样既可减少穿刺针对组织的切割伤，又可在随后的穿刺中体会到穿过黄韧带的突破落空感。需要注意的是，不可在到达硬膜外腔后旋转穿刺针，针体旋转可能刺破硬脊膜导致穿刺失败。

3. 判断进入硬膜外腔的方法

阻力消失法是判断穿刺针到达硬膜外腔的最主要方法，另外还有负压法等。阻力消失包括两层含义：(1)穿刺针穿过黄韧带时有突破落空感；(2)用玻璃注射器注入汽水混合液时几乎感觉不到阻力。

4. 导管置入中注意事项

(1)置入硬膜外腔的导管长度以 3～5 cm 为宜，太短退针时易被带出，太长易发生扭折、盘旋、偏向一侧，甚至穿过椎间孔而入椎旁。(2)导管已越过穿刺针斜口遇阻力需将导管退出时，必须将导管与穿刺针一并拔出，切忌只拔导管，否则有针尖斜口割断导管的危险。(3)插管过程中如患者出现肢体异常或弹跳，提示导管偏于一侧刺激脊神经根。应将穿刺针与导管一并拔出，重新穿刺置管。(4)导管内流出全血，提示导管已刺破硬膜外间隙静脉丛，可用生理盐水冲洗，并拔出硬膜外导管重新穿刺。

5. 硬膜外穿刺失败的原因

患者体位不当，脊柱畸形，严重肥胖，穿刺点定位困难。穿刺针误入椎旁肌群或其他组织未被察觉等。

6. 下列情况应放弃硬膜外穿刺

(1)多次穿破硬脊膜；(2)穿刺或置管时误伤血管，致有多量血液流出，或已证实误伤脊髓或脊神经时；(3)导管被割断而残留于硬膜外间隙。

7. 安全与人文关怀

操作中关注患者的生命体征变化，询问患者的感受。

(五) 操作后处理

(1)置管成功后退出穿刺针，妥善固定硬膜外导管。摆正患者体位后，再经导管注入局部麻醉药，调节麻醉平面。

(2)关注患者的生命体征变化，及时发现并处理并发症。

(3)按要求清理好穿刺物品，写好穿刺记录。

(六) 操作后常见问题及预防处理措施

(1)穿破硬膜：常见原因有初学者不熟悉解剖结构，接受多次穿刺、脊柱畸形、老年患者。

处理:认真对待每一次操作,严格按照操作规程进行穿刺,一旦穿破硬膜,应改上或下一间隙穿刺或放弃操作。

(2)穿刺针或导管误入血管:硬膜外间隙有丰富的血管丛,穿刺针或导管误入血管并不罕见。尤其是足月妊娠者,因硬膜外间隙静脉扩张,更容易刺入血管。误入血管常因鲜血滴出而被发现。

处理:退出穿刺针及导管,重新进行硬膜外穿刺。

(3)拔管困难和导管折断:常见原因有置管不顺利,导管留置过深致打折或被骨边缘卡住。

处理:可在穿刺时体位下缓缓拔出,用力拔则易造成折断。一般断管留在硬膜外腔不会引起并发症,注意对患者的观察和随访。

(4)神经根损伤:多为穿刺点偏离棘突中线,越过横突,在椎间孔附近刺伤神经根,多发生在初学者。

处理:患者一般经 3～6 个月可愈。

(5)硬膜外血肿压迫:形成血肿的直接原因是穿刺针尤其是置入导管的损伤或有潜在凝血功能障碍未被诊断。常见于以下情况:穿刺困难,反复操作,出血量大,形成血块,腹腔内压力过高。临床表现:开始时是背痛,短时间后出现肌无力及括约肌障碍,发展至完全截瘫。诊断主要根据临床表现和 CT 等影像学检查。预后取决于早期诊断和尽早手术减压。

处理::严格掌握硬膜外穿刺置管的适应证,进行硬膜外穿刺置管时应细致轻柔,遇有出血可用生理盐水多次冲洗。

(6)感染:硬膜外间隙感染是最严重的并发症。病原菌以葡萄球菌最为多见。细菌入侵的途径有:污染的穿刺用具或局部麻醉药,穿刺针经过感染组织,身体其他部位的急性或亚急性感染灶细菌经血行播散感染硬膜外间隙。

处理:操作过程中务必严格遵守无菌原则。

(编者:信文启　丁涛)

第六章　皮肤科基本技能操作规范

实验学时:4学时

一、真菌镜检技术

(一) 操作介绍

(1)真菌镜检技术:取材后直接在显微镜下检查真菌辅助诊断的操作技术。

(2)适应证:皮肤真菌感染,包括头癣、体癣、手足癣、甲癣、花斑癣等需要真菌镜检的临床情况。

(3)禁忌证:无特殊禁忌。

(二) 操作前准备

(1)操作者准备:明确取材标本及取材部位,如毛发、皮屑、甲屑、痰、尿液、各种穿刺液和活检组织等。

(2)患者准备:提前同患者沟通,告知操作前需注意准备的事项。

(3)操作物品准备:基本设备及试剂,包括光学显微镜、酒精灯、连柄手术刀、睫毛镊子、剪刀、载玻片、盖玻片、10%～20%氢氧化钾溶液。

(三) 操作步骤

(1)用75%乙醇消毒病变部位。

(2)取材:浅部真菌的标本有毛发、皮屑、甲屑和痂等,深部真菌需根据需要取痰、尿、粪便、脓液、口腔或阴道分泌物、血液、各种穿刺液和活检组织。

(3)检查方法:

①直接涂片法:为最简单而重要的诊断方法,可用于检查有无菌丝或孢子但不能确定菌种。

②墨汁染色:用于检查隐球菌及其他有荚膜的孢子。取一小滴墨汁与标本

(如脑脊液)混合,盖上盖玻片后直接镜检。

③涂片或组织切片染色法:染色可更好地显示真菌的形态和结构。革兰染色适用于白假丝酵母菌、孢子丝菌等;瑞氏染色适用于组织胞浆菌;组织切片通常用过碘酸希夫反应(PAS 染色) 多数真菌可被染成红色。

(四)操作注意事项

(1)如在 1 周内皮损已外用抗真菌药,须停药 1 周后做检查。

(2)薄嫩部位皮损可用浸有生理盐水的棉拭子擦拭局部取材。

(3)采集的标本应立即检查。

二、滤过紫外线检查

(一) 操作介绍

(1)滤过紫外线(wood 灯)是高压汞灯发射出的波长为 320～400 nm 的光波。

(2)适应证:可用于色素异常性皮肤病、皮肤感染及卟啉病的辅助诊断及疗效观察。

(3)禁忌证:无特殊禁忌。

(二) 操作前准备

(1)操作者准备:明确检查部位。

(2)患者准备:提前同患者沟通,告知操作前需注意准备的事项。

(3)操作物品准备:wood 灯。

(三) 操作步骤

(1)在暗室内将患处置于 Wood 灯下直接照射,观察荧光类型。

(2)结果判读:色素减退、色素脱失或色素沉着性皮损更易与正常皮肤区别。假单胞菌株感染发出绿色荧光,铁锈色小孢子菌、羊毛状小孢子菌等感染为亮绿色荧光,黄癣菌感染为暗绿色荧光,马拉色菌感染为棕色荧光,紫色毛癣和断发毛癣菌感染无荧光。皮肤迟发性卟啉病患者尿液为明亮的粉红一橙黄色荧光,先天性卟啉病患者牙、尿、骨髓发出红色荧光,红细胞生成性原卟啉病患者可见强红色荧光。

(四) 操作注意事项

局部外用药(如凡士林、水杨酸、碘酊等)甚至肥皂的残留物也可有荧光,应注意鉴别。

三、蠕行螨检查

(一) 操作介绍

(1)需要蠕形螨检查的临床情况(适应证):酒渣鼻等。

(2)禁忌证:无特殊禁忌。

(二) 操作前准备

(1)操作者准备:明确检查部位。

(2)患者准备:提前同患者沟通,告知操作前需注意准备的事项。

(3)操作物品准备:光学显微镜、刮刀、透明胶带、载玻片、生理盐水。

(三) 操作步骤

(1)挤刮法:选取鼻、颊及颧等部位,用刮刀或手挤压,将挤出物置于玻片,加1滴生理盐水,盖上盖玻片并压平,镜检有无蠕行螨。

(2)透明胶带法:将透明胶带贴于上述部位,数小时或过夜后取下胶带贴于载玻片上镜检。

(四) 操作注意事项

(1)挤刮法应避开皮损合并严重感染灶处。

(2)透明胶带法对胶带过敏者、面部有急性炎症者慎用。

四、疥螨检查

(一) 操作介绍

(1)需要疥螨检查的临床情况(适应证):疥疮。

(2)禁忌证:无特殊禁忌。

(二) 操作前准备

(1)操作者准备:明确检查部位。

(2)患者准备:提前同患者沟通,告知操作前需注意准备的事项。

(3)用物准备:基本设备及试剂,包括光学显微镜、注射针头、消毒手术刀、载玻片、生理盐水。

(三) 操作步骤

(1)针挑法:选择指缝、手腕屈侧、乳房下等薄嫩皮肤处未经搔抓的丘疱疹、水疱或隧道，用注射针头挑出隧道盲端灰白色小点置于玻片上，镜下观察。

(2)皮肤刮片法：适用于新鲜的炎性丘疹。用消毒的手术刀片刮取丘疹顶部的角层部分，将刮取物移至载玻片上，加1滴生理盐水后显微镜下观察是否有疥虫、虫卵。

(四) 操作注意事项

(1)阴性也不能完全排除疥疮的诊断。若疥虫检查阴性，根据传播和流行情况、接触史、典型的临床症状也可做出疥疮诊断。

(2)选择阳性率较高的皮疹。

五、阴虱检查

(一) 操作介绍

(1)需要阴虱检查的临床情况(适应证)：阴虱病。

(2)禁忌证：无特殊禁忌。

(二) 操作前准备

(1)操作者准备：明确检查部位。

(2)患者准备：提前同患者沟通，告知操作前需注意准备的事项。

(3)用物准备：基本设备及试剂，包括光学显微镜、细密的篦子、小镊子、眼科剪、70% 乙醇或5%～10%甲醛溶液、10%氢氧化钾溶液、载玻片、生理盐水。

(三) 操作步骤

(1)用75%乙醇消毒病变部位。

(2)取材：用剪刀剪下附有阴虱或虫卵的阴毛。

(3)75%乙醇或5%～10%甲醛溶液固定标本后置于玻片上，滴加1滴10%氢氧化钾溶液后镜下观察阴虱形态。

(四) 操作注意事项

由于阴虱和阴虱卵常贴附于阴毛的近根部，因此在采集阴毛标本时应在毛干根部采集。

(编者：魏沙沙　杨文娟)

第七章 耳鼻喉科基本技能操作规范

第一节 耳鼻喉科常见症状的问诊及体格检查

一、耳鼻喉科常见症状的问诊

实验学时:4学时

(一)鼻部症状

1. 鼻涕(鼻溢液)

(1)一般项目。

(2)主诉。

(3)现病史。

①鼻涕症状:诱因、持续时间,确定分泌物的性质和量,有无鼻涕内带血丝。

②伴随症状:a.有无鼻塞:侧别、日夜规律;b.有无喷嚏:诱因、发作规律等;c.有无鼻腔烧灼感;d.有无头痛:性质、部位及发作规律等;e.有无嗅觉改变;f.其他相关的症状:有无头昏、头晕、困乏,有无咳嗽、咳痰,有无单侧/双侧耳鸣、耳闭、听力下降,有无发热等。

③治疗经过:就诊、检查、诊断及用药(剂量、时长、效果,特别是麻黄碱类、糖皮质激素类鼻喷剂等)。

④一般情况:患病以来的精神状态、食欲、体重改变、睡眠及大小便情况。

(4)既往史、个人史、月经史、婚姻生育史、家族史。

2. 鼻出血

(1)一般项目。

(2)主诉。

(3)现病史。

①鼻出血症状：首先询问出血侧别，出血量以及出血时间，有无诱因，能否自行止血。

②伴随症状：a. 有无鼻塞：侧别及频度；b. 有无流涕：性质，侧别等；c. 有无头痛：性质、部位、程度及发作规律等；d. 有无嗅觉减退；e. 其他相关症状：有无头晕、乏力，耳鸣、耳闭等。

③治疗经过：就诊时间、做了什么检查，是否发现可疑出血点，做了哪些相应处理(鼻腔化学药物烧灼、激光烧灼、前后鼻孔填塞等)。若有鼻腔填塞，填塞物种类、数量、止血效果等。有无用止血药物(剂量、效果等)。

④一般情况：患病以来的精神状态、食欲、体重改变、睡眠及大小便情况。

(4)既往史(重点询问高血压、心脏病、糖尿病、血液病、肝病等，是否长期服用抗凝血药物，如：阿司匹林、波立维等，是否长期服用活血化瘀类中成药)、个人史、月经史、婚姻生育史、家族史。

3. 鼻塞

(1)一般项目。

(2)主诉。

(3)现病史。

①鼻塞症状：有无诱因、侧别、持续时间、病程长短、加重或缓解情况。

②伴随症状：a. 有无流涕：性质、侧别等；b. 有无喷嚏：诱因，发作规律，量的多少等。c. 有无鼻出血：侧别，程度等；d. 有无头痛：发作时间、性质、部位、程度；e. 有无嗅觉减退。f. 有无鼻腔干燥、鼻腔异位等；g. 其他相关的症状：有无头晕、头昏、困乏，有无耳鸣、耳闭、听力下降，有无发热、乏力等。

③治疗经过：什么时候做过哪些检查，诊断，药物(剂量、时长、效果，特别是麻黄碱类、肾上腺皮质激素类等)是否进行过局部治疗及手术。

④一般情况。

(4)既往史、个人史、月经史、婚姻生育史、家族史。

4. 喷嚏

(1)一般项目。

(2)主诉。

(3)现病史。

①喷嚏症状:有无诱因、有无季节性,发作规律,发作程度,病程长短等。

②伴随症状:a.有无鼻塞:侧别、量、性质;b.有无鼻涕:性质,侧别,诱发、缓解因素;c.有无鼻出血:侧别及量;d.有无头痛:发作时间、性质、部位、程度等;e.有无嗅觉减退;f.其他相关的症状:有无眼痒、鼻痒、咽喉痒、荨麻疹等,有无呼吸困难,是否伴有发热、乏力等。

③治疗经过:什么时候做过哪些检查,诊断,药物(剂量、效果,特别是感冒药、抗组胺药、激素类药等)。

④一般情况。

(4)既往史(重点询问是否有哮喘病史)、个人史、月经史、婚姻生育史。家族史(是否有哮喘家族史)。

5. 鼻源性头痛

(1)一般项目。

(2)主诉。

(3)现病史。

①头痛症状:有无诱因,发作部位、程度、时间,减轻或加重的情况,病程长短。

②伴随症状:

a.有无鼻塞:侧别,频度;b.有无鼻涕:侧别、量、性质等。c.有无鼻出血:侧别、量;d.有无嗅觉减退;e.其他相关的症状:有无眼痒、鼻痒、咽喉痒、皮疹等,有无呼吸困难,是否伴有发热、乏力等。

③治疗经过:什么时候做过哪些检查(头颅CT、头颅MRI+MRA),诊断,药物。

④一般情况。

(4)既往史、个人史、月经史、婚姻生育史、家族史。

(二)咽部症状

1. 咽痛

(1)一般项目。

(2)主诉。

(3)现病史。

①咽痛症状:有无诱因,发作时间、程度,减轻或加重的情况,病程长短。

②伴随症状：

a. 有无咽干、咽痒：诱因、频度；b. 有无咽部异物感：发作时间、性质、程度等；c. 有无吞咽困难：诱因、程度；d. 有无发声异常：清晰度、音质、音色；e. 其他相关的症状：有无呼吸困难，是否伴有发热、乏力等。

③治疗经过：什么时候做过哪些检查（头颅 CT、头颅 MRI＋MRA），诊断，药物。

④一般情况。

（4）既往史、个人史、月经史、婚姻生育史、家族史。

2. 咽部异物感

（1）一般项目。

（2）主诉。

（3）现病史。

①咽异物感症状：有无诱因，发作时间、程度，减轻或加重的情况，病程长短。

②伴随症状：

a. 有无咽干、咽痒：诱因、频度；b. 有无分泌物：性质、量等；c. 有无吞咽困难：诱因、程度；d. 有无发声异常：清晰度、音质、音色；e. 其他相关的症状：有无呼吸困难，是否伴有发热、乏力等。

③治疗经过：什么时候做过哪些检查（间接喉镜、电子喉镜），诊断，药物。

④一般情况。

（4）既往史、个人史、月经史、婚姻生育史、家族史。

3. 吞咽困难

（1）一般项目。

（2）主诉。

（3）现病史。

①吞咽困难症状：有无诱因，发作时间，减轻或加重的情况，病程长短。

②伴随症状：

a. 有无咽痛：诱因、性质、程度；b. 有无咽干、咽痒：诱因、频度；c. 有无分泌物：性质、量等；d. 有无发声异常：清晰度、音质、音色；e. 其他相关的症状：有无呼吸困难，是否伴有发热、乏力等。

③治疗经过：什么时候做过哪些检查（间接喉镜、电子喉镜），诊断，药物。

④一般情况。

(4)既往史、个人史、月经史、婚姻生育史、家族史。

4. 声音异常

(1)一般项目。

(2)主诉。

(3)现病史。

①声音异常症状:有无先天性疾病,有无诱因,减轻或加重的情况,病程长短。

②伴随症状:

a.有无咽痛:诱因、性质、程度;b.有无咽干、咽痒:诱因、频度;c.有无分泌物:性质、量等;d.有无吞咽困难:诱因、程度;e.其他相关的症状:有无呼吸困难,是否伴有发热、乏力等。

③治疗经过:什么时候做过哪些检查(鼻内窥镜、间接喉镜、电子喉镜),诊断,药物。

④一般情况。

(4)既往史、个人史、月经史、婚姻生育史、家族史。

(三)喉部症状

1. 声音嘶哑

(1)一般项目。

(2)主诉。

(3)现病史。

①声音嘶哑症状:病程长短、缓急,诱因,程度、缓解或加重的因素,是否讲话含混,伴痰中带血等;

②伴随症状:a.有无咽喉疼痛:性质,程度及缓解或加重的因素; b.有无咽喉异常感觉;c.有无咳嗽、咳痰:性质,规律,痰中带血或咯血等;d.有无吞咽困难,是否伴喝水或进食呛咳等;e.有无呼吸困难:性质、程度,加重和缓解的因素等;f.其他相关的症状:有无发热、乏力,鼻塞、流涕,有无盗汗、纳差等。

③治疗经过:检查,诊断,药物(剂量、时长、效果,尤其是抗生素等)。

④一般情况。

(4)既往史、个人史、月经史、婚姻生育史、家族史。

2. 呼吸困难

(1)一般项目。

(2)主诉。

(3)现病史。

①呼吸困难症状:病程长短,缓急,诱因,性质,程度及发作时间规律等。

②伴随症状:a.有无声音嘶哑:诱因,变化情况;b.有无咽喉疼痛:性质(胀痛、隐痛、刺痛、烧灼样痛、跳痛),程度(轻度、中度、重度),频度(间歇性、持续性,是否反复发作),缓解或加重的因素,是否讲话不清或含混等。c.有无咳嗽、咳痰:性质、规律,痰中带血或咯血等。d.有无吞咽困难。e.其他相关的症状:有无发热、乏力,有无坐立不安、发绀等。

③治疗经过:药物(剂量、时长、效果,特别询问抗生素)。

④一般情况。

(4)既往史、个人史、月经史、婚姻生育史、家族史。

3. 吞咽困难

(1)一般项目。

(2)主诉。

(3)现病史。

①吞咽困难症状:有无诱因,发作时间,减轻或加重的情况,病程长短。

②伴随症状:

a.有无咽痛:诱因、性质、程度;b.有无咽干、咽痒:诱因、频度;c.有无分泌物:性质、量等;d.有无发声异常:清晰度、音质、音色;e.其他相关的症状:有无呼吸困难,是否伴有发热、乏力等。

③治疗经过:什么时候做过哪些检查(间接喉镜、电子喉镜、胃镜),诊断,药物。

④一般情况。

(4)既往史、个人史、月经史、婚姻生育史、家族史。

(四)耳部症状

1. 耳痛

(1)一般项目。

(2)主诉。

(3)现病史。

①耳痛症状:病程长短,缓急,诱因,性质,程度等。

②伴随症状:a.有无耳流脓:性质,量,是否带血丝;b.有无听力下降及下降程度;c.有无耳鸣:性质及程度。d.有无眩晕:诱因、持续时间,有无视物模糊、平衡

障碍，是否伴恶心、呕吐等。e.其他相关的症状：有无发热、乏力，有无鼻塞、流涕，有无打鼾、张口呼吸等。

③治疗经过。

④一般情况。

(4)既往史、个人史、月经史、婚姻生育史、家族史。

2. 耳溢液

(1)一般项目。

(2)主诉。

(3)现病史。

①耳溢液症状：病程长短，缓急，诱因，性质，程度等，是否带血丝。

②伴随症状：a.有无耳痛：诱因、病程长短、缓急、性质、程度等；b.有无听力下降及下降程度；c.有无耳鸣：性质，频度；d.有无眩晕；e.其他相关的症状：有无发热、乏力，有无鼻塞、流涕有无打鼾、张口呼吸等。

③治疗经过：药物使用情况。

④一般情况。

(4)既往史、个人史、月经史、婚姻生育史、家族史。

3. 耳鸣

(1)一般项目。

(2)主诉。

(3)现病史。

①耳鸣症状：病程长短，缓急，诱因，性质，程度及发作规律。

②伴随症状：a.有无听力下降及下降程度；b.有无眩晕：诱因、持续时间、有无视物模糊、平衡障碍，是否伴恶心、呕吐等；c.有无耳痛：诱因、病程长短、缓急、性质，程度等；d.有无耳流脓：性质，量；e.其他相关的症状：有无头晕、上肢麻木，鼻塞、流涕，有无打鼾、张口呼吸等。

③治疗经过：什么时间做过哪些检查（头颅 CT、颈椎 MRI、头颅 MRI＋MRA）诊断，药物。

④一般情况。

(4)既往史（重点询问高血压、颈椎病）、个人史、月经史、婚姻生育史、家族史。

4. 耳聋

(1)一般项目。

(2)主诉。

(3)现病史。

①耳聋症状:诱因、病程长短、程度。

②伴随症状:

a.有无耳鸣:诱因、病程长短、缓急、性质、响度及发作规律;b.有无眩晕:诱因,持续时间,有无视物模糊,平衡障碍,是否伴恶心、呕吐等;c.有无耳痛:诱因、病程长短、缓急、性质、程度等;d.有无耳流脓:性质、量,是否带血丝;e.其他相关的症状:有无头晕、上肢麻木,鼻塞、流涕,有无打鼾、张口呼吸等。

③治疗经过:什么时候做过哪些检查(头颅 CT、颈椎 MRI、头颅 MRI+MRA),诊断,药物。

④一般情况。

(4)既往史(重点询问高血压、颈椎病)、个人史、月经史、婚姻生育史、家族史。

5. 眩晕

(1)一般项目。

(2)主诉。

(3)现病史。

①眩晕症状:诱因(头位变动是否相关)、病程长短、发作时长、加重或缓解因素。

②伴随症状:

a.有无耳鸣:诱因、病程长短、缓急、性质、响度及发作规律;b.有无眼震:快慢、持续时间、偏向;c.有无耳痛:诱因、病程长短、缓急、性质、程度等;d.有无耳流脓:性质、量,是否带血丝;e.其他相关的症状:有无头晕、头昏,上肢麻木,是否有恶心、呕吐,是否有黑懵等。

③治疗经过:什么时候做过哪些检查(头颅 CT、颈椎 MRI、头颅 MRI+MRA),诊断,药物。

④一般情况。

(4)既往史(重点询问高血压、颈椎病)、个人史、月经史、婚姻生育史、家族史。

二、耳鼻咽喉科体格检查

实验学时:4 学时

(一) 操作器械

1. 基本工具与设备

(1)耳鼻咽喉科综合诊疗工作台或强光检查灯;(2)额镜;(3)头灯;(4)检查椅;(5)医生座椅。

2. 常用检查器械

(1)耳镜(大、中、小号各一);(2)鼓气耳镜;(3)电耳镜;(4)喷雾器或喷枪 2 把(一把装 1%麻黄碱,另一把装 1%丁卡因);(5)前鼻镜;(6)后鼻镜(间接鼻咽镜);(7)压舌板;(8)间接喉镜;(9)音叉(C128、C256、C512、C1024、C2048 各一);(10)耵聍钩;(11)枪状镊;(12)膝状镊;(13)消毒拉舌纱布;(14)卷棉子;(15)酒精灯;(16)污物盆等。

3. 常用药物及敷料

1%麻黄碱、1%丁卡因、3%过氧化氢、3%酚甘油、聚维酮碘、消毒棉球、消毒棉片、凡士林油纱条、凡士林后鼻孔填塞纱球等。

4. 物品摆放

以上基本工具和设备应归于同一间诊室,常用检查器械、常用药物及敷料应归于耳鼻咽喉综合诊疗台上。

(二) 操作前准备

1. 操作前准备

(1)环境要求:①检查环境宜稍暗,应设窗帘,避免强光直射;②患者座椅为专科检查座椅或高背靠椅。

(2)检查体位:患者与检查者相对而坐,各自两腿并拢,稍微向侧方。受检者正坐,腰靠检查椅背,上身稍前倾,头正、腰直。小儿检查体位:家长环抱患儿,两腿将患儿腿部夹紧,一手将头固定于胸前,另一手抱住两上肢和身体。

2. 操作方法

(1)调整额镜。首先,调整额镜的双球关节松紧,确保镜面能够灵活转动且在任何位置都不会滑落。然后,调整额镜头带以适应检查者的头围大小。

(2)佩戴额镜。将额镜戴在头部,双球关节拉直,确保镜面与额面平行,镜孔正对检查者平视时的左眼或右眼，位置以既不太远也不太近为宜。

(3)对光。将光源放置在额镜镜面的同侧，略高于受检者的检查部位，距离10～20 cm，使光线能够投射到额镜上。接着调整额镜的镜面，将光线反射并聚焦到要检查的部位。

(4)检查。检查者的视线应通过镜孔看到反射的焦点光点，确保瞳孔、镜孔、反光焦点和检查部位保持在同一直线上，以便观察耳、鼻、咽及喉部的情况。

3. 操作注意事项

(1)保持瞳孔、镜孔、反光焦点和检查部位成一直线，以使检查部位明亮清晰。

(2)光源投射方向与额镜距离、额镜反光角度均应仔细调整准确，检查者应姿势端正，不得扭颈、弯腰、迁就光源。

(3)额镜与检查部位宜保持一定距离，25 cm 左右。

(三) 操作规范及流程

第一部分，鼻部检查。

1. 外鼻检查法

观察外鼻及邻近部位的形态(如有无外鼻畸形，前鼻孔是否狭窄等)、颜色(如早期酒渣鼻是皮肤潮红等)、活动(如面神经瘫痪时鼻翼塌陷及鼻唇沟变浅等)，有时需要配合做必要的触诊(如鼻骨骨折时鼻骨下陷、移位、疼痛等，鼻前庭炎时鼻翼或鼻尖处痛明显，鼻窦炎时的压痛点、鼻窦囊肿时的乒乓球样弹性感)。还需要注意患者有开放性或闭塞性鼻炎。

2. 鼻腔检查法

(1)鼻前庭检查法：徒手检查法，以拇指将鼻尖抬起并左右活动，利用反射的光线观察鼻前庭的情况。另一种是借助前鼻镜检查，主要观察鼻前庭皮肤有无红肿、糜烂、皲裂、结痂以及鼻毛脱落情况，有无局限性隆起，触痛是否明显。此外应注意鼻前庭有无赘生物、乳头状瘤等。

(2)前鼻镜检查法：检查固有鼻腔。

①第一头位：患者头面部呈垂直位或头部稍低，观察鼻腔底、下鼻甲、下鼻道、鼻中隔前下部分及总鼻道的下段；第二头位：患者头稍后仰，与鼻底成30°，检查鼻中隔中段、中鼻甲、中鼻道和嗅裂中后部；第三头位：头部继续后仰30°，检查鼻中隔的上部、中鼻甲前端、鼻丘、嗅裂与中鼻道的前下部。

②检查过程中需要注意的几个问题：a. 正常鼻甲形态与鼻腔黏膜的色泽：正常鼻甲表面光滑，三个鼻甲之间及其与鼻中隔之间均分别有一定距离；被覆于鼻

甲的黏膜呈淡红色、光滑、湿润，如以卷棉子轻触下鼻甲，可觉黏膜柔软且具弹性，表面有少量黏液，各鼻道均无分泌物积聚；b. 辅助检查：如鼻甲肿胀或肥大，可用麻黄碱滴鼻剂或其他鼻腔减充血剂喷雾，以达到收缩鼻腔的目的。c. 阳性体征：鼻甲充血、水肿、肥大、干燥及萎缩等鼻道中分泌物积聚，中鼻甲息肉样变，鼻中隔病变（偏曲或骨棘、穿孔），异物、息肉或肿瘤等。

（3）后鼻镜检查法

后鼻镜检查可弥补前鼻镜检查的不足。利用间接鼻咽镜、纤维鼻咽镜分别经口及鼻腔检查后鼻孔、鼻甲和鼻道的形态、颜色、分泌物等，是检查中的一项基本操作。

3. 鼻窦检查法

（1）鼻窦表面检查：观察面颊、内眦及眉根处皮肤，眼球运动及各处压痛、叩痛等。

（2）前鼻镜及后鼻镜检查：

检查目的：①观察鼻腔是否有阻塞中道引流的病变，如鼻中隔高位偏曲和黏膜结节等；②观察鼻道中分泌物的颜色、性质、量、引流方向等。如前组鼻窦炎时脓性分泌物常自中鼻道流出，后组鼻窦炎时常从嗅裂处流向后鼻孔，出现鼻涕倒流现象；③注意各鼻道内有无息肉或新生物，鼻甲黏膜有无肿胀或息肉样变，钩突及筛泡肥大是慢性鼻窦炎常见的体征之一。

（3）上颌窦穿刺冲洗法：用穿刺针从下鼻道（取下鼻道中段距下鼻甲前端约1.5 cm处）透过骨壁进入上颌窦腔，注入冲洗液冲洗出脓液的方法。它具有诊断和治疗的双重作用。

（4）其他特殊检查：包括鼻内镜检查，X线、CT或MRI等检查。

第二部分，咽喉检查。

1. 口咽检查法

受检者端坐，放松，自然张口，用压舌板轻压舌前2/3处，观察口腔黏膜有无充血、溃疡或新生物；软腭有无下塌或裂开，双侧运动是否对称；悬雍垂是否过长、分叉；双侧扁桃体，腭舌弓及腭咽弓有无充血、水肿、溃疡；扁桃体表面有无疤痕，隐窝口是否有脓栓或干酪样物；咽后壁有无淋巴滤泡增生、肿胀和隆起。咽部触诊可以了解咽后、咽旁肿块的范围、大小、质地及活动度。

2. 鼻咽检查法

间接鼻咽镜检查，常用而简便，咽反射较敏感者，可经口喷1%的丁卡因，使咽部粘膜表面麻醉后再进行检查，受检者端坐，张口用鼻呼吸以使软腭松弛，检查者左手持压舌板压下舌前 2/3，右手持加温而不烫的间接鼻咽镜，镜面朝上，经一侧口角伸入口内，置于软腭与咽后壁之间，勿触及周围组织，以免因咽反射而妨碍检查。调整镜面角度，依次观察鼻咽各壁，包括软腭背面、鼻中隔后缘、后鼻孔、咽鼓管咽口、咽鼓管圆枕、咽隐窝及腺样体。观察鼻咽黏膜有无充血、粗糙、出血、溃疡、隆起及新生物等。

3. 喉的外部检查

喉的外部检查主要是视诊和触诊，先观察有无吸气性软组织凹陷，即胸骨上窝、锁骨上窝、剑突下吸气时组织凹陷，呼吸频率及吸气时长，再观察甲状软骨是否在颈正中，两侧是否对称等。然后进行喉部触诊，主要是触诊甲状软骨、环状软骨、环甲间隙，注意颈部有无肿大的淋巴结。然后用手指捏住甲状软骨两侧左右摇摆，并稍加压力使之于颈椎发生摩擦，正常时应该有摩擦音。如摩擦音消失提示喉咽环后区可能有肿瘤。行气管切开时喉部触诊也很重要，应先触到环状软骨弓，再在环状软骨弓下缘和胸骨上窝之间做切口。做环甲膜穿刺时应先触及环甲间隙。

4. 间接喉镜下喉咽及喉部检查法

主要检查喉咽和喉部的结构及其异常。

(1)检查内容：观察舌根、会厌谷，喉咽后壁、侧壁，会厌舌面及游离缘、舌会厌侧壁、杓状软骨及两侧梨状窝；然后嘱患者发“衣”音，使会厌向前上抬起，观察会厌喉面、杓会厌皱襞、杓间区、室带和声带。同时应观察声带及杓状软骨、杓会厌襞活动情况。

(2)注意事项：

①咽反射较敏感患者可表面麻醉后再检查。

②喉部各处应依次检查。

③对舌体厚短、舌系带过短、会厌过长患者和幼儿检查，应耐心、仔细。

④间接喉镜中所示的前部实为喉的后部，但左、右不颠倒。

⑤喉镜中影像呈椭圆形，所示声带、声门及其他组织均为实际长度的 2/3；强光常使充血的黏膜颜色如正常或更浅。

⑥另外，若检查不成功、不配合或无法窥全喉部结构，还可利用特殊设备和器械进行喉部检查，包括直达喉镜检查、支撑喉镜检查、纤维喉镜检查和动态喉镜检查等。

第三部分,耳部检查。

1. 外耳检查法

观察耳廓的大小、位置,有无畸形及两侧是否对称,是否有红肿;观察乳突部及耳周皮肤有无肿胀、触痛和压痛,检查耳周围淋巴结有无肿大、压痛。

2. 外耳道及鼓膜检查法

(1)检查体位和对光:检查者与患者相对而坐,检查用光源置于患者头部上方,受检耳朝正面,调整额镜的反光焦点投照于患者外耳道口。

(2)方法和内容

①徒手检查法(可用双手或单手)

方法:一般将成年人耳廓向后上方及外侧轻轻牵拉,使外耳道变直,并将耳屏向前推压,使外耳道口扩大以便看清外耳道及鼓膜。婴幼儿检查时应将其耳郭向下牵拉。

检查内容:耳廓牵拉痛,外耳道皮肤,外耳道内的耵聍、异物及分泌物(黑污状或黄白色点片状,或真菌丝状,拭净或冲洗干净后再进一步检查)。鼓膜结构、色泽,光锥标志,鼓膜穿孔部位、大小等。

②耳镜检查法(otoscopy):当耳道狭小或炎性肿胀时,用漏斗状的耳镜可以避开软骨部的耳毛,保证光源进入,耳镜管轴方向与外耳道长轴一致,以便窥见鼓膜。骨性耳道缺乏皮下脂肪,耳镜前端勿超过软骨部,以免引起疼痛。耳镜检查可采用双手或单手法。察看鼓膜时应适当调整耳镜方向:从鼓脐到光锥,再观察锤骨柄、短突及前、后皱襞。内容同徒手检查法。

③鼓气耳镜(Siegle otoscope)检查。

目的:为了判断鼓膜的运动度,发现难以观察的小穿孔或有无迷路瘘管。

方法:检查时,将鼓气耳镜与外耳道皮肤贴紧,然后通过反复挤压放松橡皮球,使外耳道交替产生正、负压,引起鼓膜内、外相对运动。

检查内容:当鼓室积液或鼓膜穿孔时,鼓膜活动度降低或消失;咽鼓管异常开放和鼓膜菲薄时,鼓膜活动度明显增强。鼓气耳镜检查还可发现细小的穿孔,通过负压吸引作用使不易窥见的脓液从小穿孔向外流出。

④耳内镜检查:运用配有电源照明和摄像系统的内镜进行检查。

3. 听力的音叉检查

音叉试验(tuning fork test)是耳科门诊最常用的基本听力检查法。用于初步判定与鉴别耳聋性质,但不能判断听力损失的程度。音叉检查可验证电测听结果的正确性。常用C调倍频程频率音叉，其振动频率分别为C128、C256、C512、C1024和C2048 Hz，其中最常用的为C256和C512。

（1）检查方法及内容。

首先讲骨导。

①林纳试验（Rinne test，RT）：又称气骨导对比试验，比较同侧气导和骨导。先以C256音叉测骨导听力，待听不到声音时立即继续测其气导听力。若仍能听到声音，则表示气导比骨导时间长（AC＞BC），试验阳性（RT“＋”）。反之，骨导比气导时间长（BC＞AC），试验阴性（RT“－”）。

其次讲气导。

a.正常人气导比骨导时间长1～2倍，为林纳试验阳性；

b.传导性聋因气导障碍，则骨导比气导长，为阴性；

c.感音神经性聋气导及骨导时间均较正常短，且听到的声音亦弱，故为短阳性；

d.气导与骨导时间相等者（AC＝BC，RT“亦属传导性聋；

e.如为一侧重度感音神经性聋，气导和骨导的声音皆不能听到，患侧的骨导基本消失，但振动的声波可通过颅骨传导至对侧健耳感音，以致骨导较气导为长，称为假阴性。

②韦伯试验（Weber test，WT）：又称骨导偏向试验，比较两耳骨导听力的强弱。取C256或C512音叉柄，底置于前额或头顶正中，让患者比较哪一侧耳听到的声音较响。

a.若两耳听力正常或两耳听力损害性质、程度相同，则感觉声音在正中，为骨导无偏向；

b.由于气导有抵消骨导作用，当传导性聋时患耳气导有障碍，不能抵消骨导，以致患耳骨导要比健耳强，而出现声音偏向患耳；

c.感音神经性聋时则因患耳感音器官有病变，故健耳听到的声音较强，而出现声音偏向健耳。

记录时除文字说明外，可用“→”或“←”表示偏向侧，用“＝”表示无偏向。

③施瓦巴赫试验（Schwabach test，ST）：又称骨导对比试验，比较正常人与患者的骨导。将振动的C256音叉柄底交替置于患者和检查者的乳突部鼓窦区加以比较。

a.正常者两者相等；

b.若患者骨导时间较正常延长，为施瓦巴赫试验延长（ST“＋”），为传导性聋；

c.若患者骨导时间较正常短，则为骨导对比试验缩短（ST“－”，为感音神经性聋。

④镫骨活动试验（Gelle test，GT）：检查镫骨内有无固定的试验法。将振动的C256音叉柄底放在鼓窦区，同时以鼓气耳镜向外耳道交替加压和减压。

a.若声音强弱波动，亦即当加压时骨导顿觉减低，减压时恢复，即为镫骨活动试验阳性（GT“＋”），表明镫骨活动正常。

b.若加压、减压声音无变化，则为阴性（GT“－”），为镫骨底板固定征象。

（2）音叉检查注意事项。

①一般骨导检查以256 Hz和512 Hz的音叉最为适宜。

②低频音叉前1/3处敲手掌鱼际部，中频音叉敲于腔骨，高频音叉则用金属锤敲击。音叉试验应在静室内进行。

③敲击力量应一致，不可用力过猛或敲击台桌硬物，以免产生泛音；振动的音叉不可触及周围任何物体。

第二节　鼻科基本技能操作规范

一、鼻腔冲洗

实验学时：2学时

（一）操作介绍

1. 鼻腔冲洗

鼻腔冲洗已被广泛应用于鼻腔及鼻窦的各种疾病的治疗中，包括急性和慢性鼻窦炎、变应性和非变应性鼻炎、非特定的鼻腔症状（如鼻涕后流）、鼻中隔穿孔、鼻腔术后、鼻腔放疗后等情况，同时还可应用于普通感冒。它不仅仅是一种辅助治疗手段，而是治疗过程中的重要组成部分。对于变应性鼻炎，Garavello等研究发现用高渗盐水行鼻腔冲洗能够明显改善患者症状，减少口服抗组胺药的使用。对于鼻腔、鼻窦等术后应用鼻腔冲洗可以明显减轻患者黏膜水肿、痂皮形成等不良反应。Klossek 等研究发现鼻息肉病鼻内镜术后应用鼻腔冲洗和局部糖皮质激素喷鼻能够巩固鼻内镜手术的疗效，减少复发几率。基于以上原因，在欧洲过敏与临床免疫学会(EAACI)以及欧洲鼻科学会关于鼻窦炎及鼻息肉的指导纲要中，将鼻腔冲洗作为鼻窦炎、鼻息肉的治疗中一项重要治疗措施。

2. 作用机制

(1)提高黏膜纤毛功能；(2)降低黏膜水肿；(3)减少炎性因子；(4)物理的或机械的清除作用。

3. 冲洗指征

(1)萎缩性鼻炎或干酪性鼻炎，鼻腔鼻窦放射治疗后。

(2)慢性鼻窦炎、鼻息肉等鼻病的鼻内镜术后，促进鼻腔黏膜功能的恢复。

(3)变应性鼻炎、季节性变应性鼻炎患者在花粉季节应用高渗盐水冲洗鼻腔改善症状。

(二) 操作前准备

(1)操作者准备：操作者要明确鼻腔冲洗指征及禁忌证，切忌盲目冲洗。

(2)患者准备：与患者及其家属沟通，说明操作目的、必要性以及可能出现的不适及并发症，如喷嚏、恶心、呕吐、流泪、头晕、中耳感染、耳痛等。

(3)操作物品准备：鼻腔冲洗器、橡皮管、橄榄头、生理盐水、盛水盆。

(三) 操作规范及流程

(1)检查着装(穿白大褂，戴口罩和帽子)，与患者沟通：介绍自己，核对患者姓名、性别、床号等，嘱患者放松心态，告知基本过程和配合要点。

(2)将盛有温生理盐水 300～500 mL 的冲洗器挂于墙上。冲洗器底部与患者头顶等高。

(3)嘱患者直坐，头稍前倾并偏向冲洗侧，面前放水盆，张口呼吸。操作者将橄榄头置入患者冲洗侧的鼻前庭，慢慢打开冲洗器活塞，使水缓缓冲入鼻腔而由对侧鼻孔排出，流入咽部的吐出即可。先冲洗鼻腔堵塞较重的一侧，再冲洗对侧，两侧交替进行。

(四) 操作注意事项

(1)视病情应每日鼻腔冲洗 1～2 次。

(2)冲洗器不可挂太高，冲洗压力不可过大，以免导致中耳感染或耳痛等并发症。

(3)冲洗时嘱患者勿说话,以免引起呛咳。

(4)冲洗完毕嘱患者勿用力擤鼻涕,以免用力过大引起鼻腔出血。

(5)先冲洗鼻腔堵塞较重的一侧,再冲洗对侧。避免冲洗盐水因堵塞较重一侧鼻腔受阻而灌入咽鼓管。

(6)若冲洗时出现咳嗽、呕吐、喷嚏等不适现象,应立即停止,休息片刻后再冲洗。

(五) 操作后处理

(1)洗毕,嘱患者头向前倾,让鼻腔内残余盐水排出。

(2)嘱患者单侧分别轻轻擤鼻,以助排净。擤鼻切忌过急、过猛,或同时紧捏两侧鼻孔而导致中耳感染。

二、鼻窦负压置换疗法

实验学时:1学时

(一) 操作介绍

1. 鼻窦负压置换疗法

鼻窦负压置换疗法是采用间歇抽吸法抽吸鼻窦内空气,在鼻窦内形成负压。当吸力停止时,在大气压的作用下,药物滴入鼻窦,通过鼻窦口流入鼻窦,达到治疗目的。

2. 适应证

慢性化脓性全组鼻窦炎,尤其是儿童鼻窦炎。

3. 禁忌证

(1)急性鼻窦炎或慢性鼻窦炎急性发作期,用此法可能加重出血或使感染扩散。

(2)鼻腔肿瘤。

(3)高血压患者因所用麻黄碱、所取头位及鼻内真空将使头痛加重。

(4)局部损伤或血友病、白血病等导致鼻部有出血倾向的疾病。

(二) 操作前准备

(1)操作者准备:了解患者病情,简明病史询问和查体,明确诊断,明确适应证。判断患者是否可以进行鼻窦负压置换术，排除禁忌证。

（2）患者准备：与患者及其家属沟通，说明操作的目的和必要性，告知可能出现的不适：头痛、耳痛、鼻出血、头晕、恶心、呕吐等。

（3）操作物品准备：橄榄头、负压吸引装置、滴管、面巾纸、1%麻黄碱滴鼻液和相应的治疗药物（抗生素或激素等）。

（三）操作规范及流程

（1）检查着装（穿白大褂，戴口罩和帽子），与患者沟通，介绍自己，核对患者姓名、性别、床号等，询问有无药物过敏史，告知基本过程和配合要点。

（2）先嘱患者仰头，沿两侧鼻孔贴壁缓慢滴入1%麻黄碱滴鼻液3～5滴，收缩鼻黏膜，使窦口打开（儿童患者改用0.5%麻黄碱，若为萎缩性鼻炎，禁用麻黄碱滴鼻液）。2～3 min后嘱患者擤尽鼻涕。

（3）体位。嘱患者仰卧垫肩，头尽量后垂，使下颌部和外耳道口的连线与水平线（即床面）垂直。

（4）每侧自前鼻孔滴入2～3 mL治疗药液。嘱患者张口呼吸，并在吸引期间连续发“开、开、开”音，使软腭上抬关闭咽腔（若幼儿不能合作，其哭泣时软腭已自动上举，封闭鼻咽部，即使不发“开－开－开”音，也可达到治疗要求）。

（5）保持患者卧位，用面巾纸轻压一侧鼻翼，封闭该侧前鼻孔；用连接吸引器（负压＜24 kPa）的橄榄头紧塞对侧鼻孔，1～2 s后迅速移开。

（6）一侧重复6～8次，双鼻孔交替进行，使鼻窦内分泌物吸出的同时，药液进入鼻窦。

（四）操作注意事项

（1）操作者动作要轻巧，抽吸时间不可过长、负压不可过大（一般不超过24 kPa），以免损伤鼻腔粘膜，引起头痛、耳痛及鼻出血。如发现此种情况应立即停止吸引。

（2）在急性鼻窦炎或慢性鼻窦炎急性发作期，不用此法，以免加重出血或使感染扩散。

（3）高血压患者不宜用此法，因治疗中应用麻黄素，所取头位和鼻内的真空状态可使病人血压增高、头痛加重。

（4）鼻腔肿瘤及局部或全身有病变而易鼻出血者，不宜采用此法治疗。

（五）操作后处理

（1）操作完毕让患者坐起，轻轻吐出口内和鼻腔药液及分泌物，15 min内不可擤鼻及低头或弯腰，让药液留存于鼻腔。

（2）隔天置换 1 次，若 5 次仍无明显疗效，应考虑其他治疗方法。

三、前鼻孔填塞—纱条填塞

实验学时：1 学时

（一）操作介绍

适应证：适用于出血较剧、渗血面较大或出血部位不明者。

（二）操作前准备

（1）操作者准备：了解患者病情，初步查体，排除患者其他全身的严重疾病，明确需要鼻腔纱条填塞的适应证：出血较剧的鼻腔前部出血，或者鼻腔不明部位出血。

（2）患者准备：与患者及其家属沟通，说明填塞的目的和必要性，解释可能出现的不适：头痛、头晕等。

（3）操作物品准备：耳鼻喉综合治疗工作台或强光检查灯、额镜、前鼻镜、枪状镊、弯盘、棉片、凡士林油纱条，1%麻黄碱、1%丁卡因、消毒棉片。

（三）操作规范及流程

（1）检查着装（穿白大褂，戴口罩和帽子），与患者沟通，介绍自己，核对患者姓名、性别、床号等，询问有无药物（特别是局部麻醉药）过敏史，告知基本过程和配合要点。

（2）再次确认患者的病情：检查血压、凝血功能等，确认操作侧别。

（3）体位：患者坐于检查靠椅上，操作者佩戴额镜坐于患者对面。

（4）麻醉：取 1%麻黄碱棉片收缩鼻腔黏膜，再用 1%丁卡因棉片放入下鼻道、下鼻甲、中鼻道、中鼻甲，黏膜表面麻醉 2～5 min，必要时给予第 2 次麻醉。

（5）寻找出血点：用前鼻镜撑开前鼻孔，尽可能看清出血部位和周围的鼻腔结构。确认操作指征。

（6）填塞过程：

①让患者端弯盘接于下颌处，检查者戴手套。

②以枪状镊和前鼻镜操作，将纱条一端双叠约 10 cm，将其折叠端置于鼻腔后上部嵌紧，然后将双叠的纱条分开，短端平贴鼻腔上部，长端平贴鼻腔底，形成

一向外开放的“口袋”。

③将长纱条末端填入“口袋”深处，自上而下、从后向前进行填塞，使纱条紧紧填满鼻腔。

④剪去前鼻孔的多余纱条。

⑤用干棉球填入前鼻孔，并用胶布固定。

（四）操作注意事项

(1)操作前须充分表面麻醉鼻腔黏膜，操作中注意动作轻柔。

(2)操作前做好解释说明工作，取得患者配合，让患者放松。

(3)注意填塞松紧适度。

（五）操作后处理

(1)嘱患者张口检查是否有血流自后鼻孔流入咽部。如果有就应抽出纱条重新填塞或行后鼻孔填塞。

(2)再次检查患者血压和一般情况，提出可能的针对病因的治疗。

(3)嘱咐患者保持头高位，适当制动。并告知拔出纱条的时间。

四、后鼻孔填塞术

实验学时:2 学时

（一）操作介绍

适应证:鼻腔填塞后仍出血不止，或后鼻孔及其周围出血。

（二）操作前准备

(1)操作者准备:了解患者病情，初步查体，排除患者其他全身的严重疾病，明确需要后鼻孔填塞的适应证:鼻腔填塞后仍出血不止或后鼻孔及其周围出血。

(2)患者准备:与患者及其家属沟通，说明填塞的目的和必要性。解释可能出现的不适:头痛、头晕等。

(3)操作物品准备:耳鼻喉综合治疗工作台或强光检查灯、额镜、前鼻镜、枪状镊、弯盘、棉片、凡士林油纱条，后鼻孔锥形纱球(可用凡士林纱条捆绑成团替代)、导尿管、中弯钳、压舌板，1%麻黄碱、1%丁卡因、消毒棉片。

（三）操作规范及流程

(1)检查着装(穿白大褂，戴口罩和帽子)，与患者沟通，介绍自己，核对患者姓名、性别、床号等，询问有无药物（特别是局部麻醉药）过敏史，简述基本过程和配合要点。

（2）再次确认患者的病情：检查血压、凝血功能等，确认操作侧别。

（3）体位：患者坐于检查靠椅上，操作者佩戴额镜坐于患者对面（可站立）。

（4）麻醉：1%麻黄碱棉片收缩鼻腔黏膜，再用1%丁卡因棉片放入下鼻道、下鼻甲、中鼻道、中鼻甲，黏膜表面麻醉2～5 min，必要时给予第2次麻醉。若刚行前鼻孔填塞，检查麻醉效果是否满意，满意方可忽略此步。

（5）填塞过程：

①嘱患者张口经鼻平静呼吸，手持弯盘接于下颌处，检查者戴手套。

②在后鼻孔锥形纱球的尖端系粗丝线两根，纱球底部系一根（打死结）。

③用凡士林纱条润滑小号导尿管头端，将其自鼻腔插入，直至口咽部，压舌后用中弯钳将头端牵出口外，导尿管尾端仍留在前鼻孔外。

④将纱球尖端的两股丝线缚于导尿管头端（活结，但注意须缚牢）。

⑤回抽导尿管尾端，将纱球引入口腔，用手指或器械将纱球越过软腭纳入鼻咽腔，同时稍用力牵拉导尿管引出纱球尖端的丝线，使纱球紧塞后鼻孔。

⑥随即用凡士林油纱条经前鼻孔填塞鼻腔。

⑦将拉出的纱球尖端丝线缚于一小纱布卷固定于前鼻孔。

⑧纱球底部之丝线自口腔引出，松弛固定于口角旁。

（四）操作注意事项

（1）操作前须充分表面麻醉鼻腔黏膜，操作中注意动作轻柔。

（2）操作前做好解释说明工作，取得患者配合，让患者放松。

（3）填塞物一般应在48～72 h内取出，最多不超过5～6天。

（4）老年鼻出血患者填塞前需评估患者心肺功能能否耐受。

（五）操作后处理

（1）嘱患者张口检查是否有血流自后鼻孔流入咽部。如果有，就应该抽出纱条重新填塞。

（2）再次检查患者血压和一般情况，提出可能的针对病因的治疗。

（3）嘱咐患者保持头高位，适当制动。并告知拔除填塞的时间。

（4）取出时应将纱布球推达口咽部后，再用弯钳取出，填塞物留置期间予以足量抗生素。

第三节　耳科基本技能操作规范

外耳道冲洗

实验学时:1 学时

(一) 操作介绍

(1)适应证:

①清除外耳道软化、稀碎的耵聍,或者外耳道深部不易取除的碎软耵聍;

②清除外耳道微小异物或紧贴鼓膜的异物;

③清洗外耳道黏液、脓性分泌物等。

(2)禁忌证:急、慢性化脓性中耳炎等造成的鼓膜穿孔。

(二) 操作前准备

(1)操作者准备:了解患者病情,简明病史询问和查体,明确是否有外耳道冲洗的适应证并排除禁忌证。

(2)患者准备:与患者及其家属沟通,说明操作的目的和必要性。解释可能的不适:眩晕、恶心、耳痛、巨响等。

(3)操作物品准备:外耳道冲洗针、20 mL 注射器、弯盘,额镜、强光检查灯,温生理盐水等。

(三) 操作规范及流程

(1)检查着装(穿白大褂,戴口罩和帽子),与患者沟通:介绍自己,核对患者姓名、性别、床号、操作侧别等,告知基本过程和配合要点。

(2)体位:嘱患者取坐位,头稍偏向健侧并保持不动;小儿患者需专人固定头部。操作者一般站立。

(3)操作过程:

①将接水弯盘紧贴于患侧耳垂下方的皮肤;

②注射器抽好 10～15 mL 温盐水(需接近体温,避免刺激前庭)并接上冲洗

针头；

③操作者左手将患侧耳廓向后上牵拉(小儿向后下)，右手持注射器将针头置于外耳道上壁近外耳道峡处，向外耳道后上壁方向冲洗，注意不可将针头直接对着分泌物或鼓膜；

④报告或记录冲洗物的情况；

⑤一次无法冲洗干净时，可反复操作。

(四) 操作注意事项

(1)不可将针头直接对着分泌物或鼓膜。

(2)需用温生理盐水冲洗耳道。

第四节 喉科基本技能操作规范

一、环甲膜穿刺术

实验学时:2 学时

(一) 操作介绍

1. 环甲膜穿刺术

环甲膜穿刺是临床上对于有呼吸道梗阻、严重呼吸困难的病人采用的急救方法之一。它可为气管切开术赢得时间，是现场急救的重要组成部分，同时它具有简便、快捷、有效的优点。

2. 适应证

(1)紧急缓解喉梗阻，来不及做气管切开，包括急性上呼吸道梗阻，紧急的喉源性呼吸困难(如白喉、喉头水肿等)；头面部严重外伤导致上呼吸道梗阻，需立即保持气道通畅；气管插管有禁忌或病情紧急需快速开放气道时。

(2)喉、气管注射药液：注射表面麻醉药进入喉、气管内，为喉、气管内其他操作做准备；声门下喉、气管注射治疗药物；导引支气管留置给药管；湿化痰液等。

3. 禁忌证

有出血倾向者。

（二）操作前准备

1. 操作者准备

了解患者病情，简明病史询问和查体，明确是否有环甲膜穿刺术的适应证。

2. 患者准备

与患者及其家属沟通，说明穿刺术的目的和必要性，告知可能的并发症：皮下气肿，气胸、纵隔气肿，气管食管瘘，假道形成，切口出血等。并签署穿刺同意书。如紧急缓解喉梗阻，来不及沟通、签署同意书等情况，需在操作完成后完善各种记录。

3. 操作物品准备

环甲膜穿刺针、注射器、棉签，聚维酮碘，头灯，胶带，2%利多卡因或其他气管内注射用药物。

（三）操作规范及流程

(1)检查着装（穿白大褂，戴口罩和帽子），与患者沟通，介绍自己，核对患者姓名、性别、床号等，询问有无药物（特别是局部麻醉药）过敏史，告知基本过程和配合要点。紧急情况下可再次核对患者信息。

(2)确认患者的病情：再次查体，查看血常规、凝血功能等检查结果。

(3)体位：患者平卧或斜坡卧位，头后仰。

(4)麻醉：紧急情况下可无须麻醉；声门下滴药，使用2%利多卡因浸润麻醉。

(5)穿刺过程。

①消毒：以碘伏棉签消毒至少两遍环甲膜前方的皮肤。

②戴无菌手套后，左手食指和拇指确定甲状软骨和环状软骨的位置，嘱患者在操作全程尽量不吞咽、不咳嗽。

③左手固定环甲膜处的皮肤，右手持穿刺针垂直刺入环甲膜，有落空感即可停止，回抽注射器有空气抽出（上呼吸道梗阻者可有气体冲出，呼吸困难可部分缓解）。

④固定：用胶带将穿刺针牢固固定于垂直位置，避免针头上下滑动。

（四）操作后处理

(1)穿刺时进针不可过深，避免损伤喉腔后壁黏膜或穿破食管。

(2)若穿刺点皮肤出血，干棉球压迫即可。

(3)患者术后咳出带血的分泌物，嘱患者勿紧张，一般在1～2天内即消失。

(4)若上呼吸道完全阻塞（喉部以上的呼吸道）短时间内难以改善，需切开置入气管导管或行气管切开术，应立即转送有条件医院。

(5)须回抽有空气，确定针尖在喉腔内才能注射药物。

(6)仅注射药物时速度要快，注射完毕后迅速拨出注射器及针头，以消毒干棉球压迫穿刺点片刻。针头拔出前，应防止喉部上下运动，以免损伤喉部的黏膜。

(7)注入药物应以等渗盐水配制，pH 值要适宜，以减少对气管黏膜的刺激。

二、气管切开术

实验学时:4 学时

(一) 操作介绍

1. 气管切开术

气管切开术系切开颈段气管，放入金属气管套管，以解除喉源性呼吸困难、呼吸功能失常或下呼吸道分泌物潴留所致呼吸困难的一种常见手术。

2. 适应证

(1)喉阻塞，如喉部炎症、肿瘤、外伤、异物等引起的严重喉阻塞；

(2)破伤风患者气管切开预防喉痉挛；

(3)下呼吸道分泌物潴留、排出困难，如重度颅脑损伤、呼吸道烧伤、严重胸部外伤、颅脑肿瘤、昏迷、神经系病变等；

(4)作为前置手术，如某些口腔、鼻咽、颌面、咽、喉部的全身麻醉手术，为保持术后呼吸道通畅，可以提前气管切开；

(5)为长期应用人工辅助呼吸提供方便。

3. 禁忌证

张力性 气胸、急性心机梗死、心力衰竭患者。

(二) 操作前准备

1. 操作者准备

了解患者病情，简明病史询问和查体，明确是否有气管切开术的适应证，判断患者是否可以进行气管切开术(通过问病史、查体和实验室检查)，排除禁忌证：紧急情况时没有绝对禁忌证；非紧急情况下需查验血常规，出、凝血时间，凝血酶原时间(PT)，部分凝血活酶时间(KPTT)等排除凝血功能异常。检查患者血氧饱和度，若低于 90%，应先以其他方式提升氧储备。

2. 患者准备

与患者及其家属沟通，说明气管切开术的目的和必要性，解释可能的并发症：皮下气肿、气胸及纵隔气肿、出血、拔管困难、气管食管瘘、切口感染等，并签署手术同意书。

3. 操作物品准备

气管切开包、气管导管、无菌手套、氧气及氧气管、吸引器及吸痰管、注射器、棉签、纱条、聚维酮碘、2%利多卡因、生理盐水、头灯或手术灯。

（三）操作规范及流程

（1）检查着装（穿白大褂，戴口罩和帽子），与患者沟通，介绍自己，核对患者姓名、性别、床号等，询问有无药物（特别是局部麻醉药）过敏史，告知基本过程和配合要点。

（2）再次确认患者的病情：再次查体，查看血常规和凝血功能。检查患者的血氧饱和度，排除禁忌证。

（3）体位：一般取仰卧位，垫肩，头后仰，保持头部正中位。

（4）消毒铺巾：初步定位，以环状软骨下 1～2 横指为中心，由内向外消毒皮肤，直径 15 cm，聚维酮碘消毒至少 2 遍，注意勿留空隙，棉签不要返回已消毒区域。铺 3 块无菌巾：先自每一侧肩部至对侧上胸部各一块，最后一块仅展开部分，横行覆于上颈部，注意不能覆盖口鼻。无菌巾内缘距定位切口 2～3 cm。

（5）麻醉：一般采用局部麻醉，沿颈前正中上自甲状软骨下缘，下至胸骨上窝，以 1%利多卡因浸润麻醉。对于昏迷、危重或窒息患者，若患者已无知觉也可不予麻醉。

（6）操作过程。

①切开：穿戴好无菌手套后，自甲状软骨下缘至胸骨上缘，沿颈前正中线切开皮肤和皮下组织及颈阔肌。

②分离气管前组织：用血管钳沿中线分离胸骨舌骨肌及胸骨甲状肌，暴露甲状腺峡部。若峡部过宽，可在其下缘稍加分离，用小钩将峡部向上牵引，必要时也可将峡部夹持切断缝扎。拉开峡部后，适当分离气管前筋膜，充分暴露气管。分离过程中，两个拉钩用力应均匀，使手术野始终保持在中线，并经常以手指探查环状软骨及气管，是否保持在正中位置。

③确认气管：用带有局部麻醉药的注射器垂直插入暴露的气管中，回抽见到

气泡，再向内注射少量局部麻醉药。

④于第2～4气管环处，用尖刀片自下向上挑开2个气管环。注意刀尖勿插入过深，以免刺伤气管后壁和食管前壁。

⑤插入气管套管：以弯钳或气管切口扩张器，撑开气管切口，从一侧顺气管方向插入大小适合，带有管芯的气切导管，立即取出管芯，检查是否有气流进出管道（若为金属套管，需再放入固定内管），吸净分泌物，打起球囊（金属套管无此步），再次检查有无切口出血。

⑥固定导管：始终牢牢扶持导管防止脱出，将导管的细带绕过颈部，打成死结固定，松紧程度以能插入2指为宜。切口一般不予缝合，最后用一块无菌开口纱布垫于切口与套管之间。

（四）操作注意事项

（1）防止切口感染：每日换药1次。如发生感染，可酌情给予抗生素。

（2）防止外管脱出：要经常注意套管是否在气管内。套管太短、固定带子过松、气管切口过低、颈部肿胀或开口纱布过厚等均可导致外管脱出。怀疑外管脱出时，应保留外管在原位，先用吸痰管试探套管是否在气管腔内，如吸痰管的确无法通过套管，再沿套管与切口之间的间隙放入拉钩，拉开软组织探查，并重新置入套管。

（3）皮下气肿：大多数于数日后可自行吸收，不需做特殊处理。

（4）气胸：轻度气胸一般可自行吸收。气胸引起呼吸困难者，行胸腔穿刺或行闭式引流排出积气。

（5）切口出血：少量出血者，可于气管套管周围填入碘仿纱条压迫止血，或酌情加用止血药。若出血较多，应在充分准备下检查切口，结扎出血点。

（6）拔管困难：如系喉、气管狭窄所致，需解除相应狭窄部位，改用相应型号气管套管。

（五）操作后处理

（1）经气切导管吸氧治疗，应监测或定时检查血氧饱和度和导管位置，防止导管脱出或移位。

（2）保持套管通畅：应经常吸痰，每日定时清洗内管并消毒。

（3）保持下呼吸道通畅：室内保持适当温度（22℃左右）和湿度（相对湿度90％以上），定时通过气管套管滴入不同种类的气道护理液，改善通气效果。

(4)拔管:喉阻塞或下呼吸道分泌物解除,全身情况好转后,即可考虑拔管。拔管前先堵管 24～48 h,无呼吸困难方可拔管。创口可不缝合,用蝶形胶布或创可贴拉拢创缘,数天后即可自行愈合。长期带管者若已形成瘘,一般行瘘修补术。

(编者:张靓冉　郭丹丹)

第八章　眼科基本技能操作规范

一、视力检查

实验学时:2 学时

(一) 操作介绍

远视力检查、近视力检查的操作方法及意义。

(二) 操作前准备

(1)充足的光线照明。

(2)5 m 国际标准对数视力表、Jaeger 近视力表或国际标准近视力表、指示杆、遮眼板、蜡烛或手电筒、小孔镜或针孔板。

(三) 操作规范及流程

1.远视力检查操作步骤

(1)自上而下逐行检查,3 s 内指出视标缺口方向,通过该行 2/3 以上的视标,代表该行的视力。

(2)5 m 处不能识别最大行视标,逐渐走近视力表,直到能识别最大行视标为止。视力=距离(m)/5 m×0.1。

(3)1 m 处不能识别最大行视标,则查指数。被检者背光而坐,检查者手指面向光源,距离从 1 m 开始逐渐移近到能辨别指数为止,记录指数(CF)/距离。

(4)眼前 5 cm 处不能识别指数,检查手动,方法同指数检查,记录手动(HM)/距离。

(5)眼前不能识别手动,则在暗室中检查光感。记录“光感(LP)”或“无光感(NLP)”。光感从 1 m 检测到 5 m 处,记录光感/距离。对有光感的继续检查光定位。

(6) 裸眼最佳视力<1.0,进行小孔镜或针孔板检查。被检者戴镜时则记录戴镜视力。

2. 近视力检查操作步骤

(1)Jaeger 近视力表或国际标准近视力表置于被检者正前方 30 cm 处,找出能正确辨认出最小视标。

(2)30 cm 处能指出 1 号字或 1.0,记录为 J1 或 1.0。

(3)30 cm 处不能辨认 1 号字或 1.0,被检者持近视力表前后移动,找出能看到最小字号,并记录实际距离。

3. 视力检查结果的记录

VOD:裸眼视力/矫正视力近视力;VOS:裸眼视力/矫正视力近视力。

(四) 操作注意事项

(1)充足的光线,光线勿直射眼部。

(2)清洁眼部分泌物、泪水或眼膏。

(3)一般先右后左,遮眼板勿压迫眼球

(4)不要往前探腰、不要眯眼。

(5)视力<1.0 者需测矫正视力。

(6)做好人文关怀。检查结束后,解释检查结果。

二、裂隙灯显微镜检查

实验学时:4 学时

(一) 操作介绍

裂隙灯显微镜的操作方法及意义。

(二) 操作前准备

1. 环境及物品准备

(1)暗室或半暗室。

(2)裂隙灯显微镜、75%乙醇棉球或下颌纸垫、无菌棉签(必要时备复方托吡卡胺滴眼液、荧光素钠滴眼液、前置镜等)。

2. 患者体位准备

(1)坐位高度适中,儿童应根据身高选择检查姿势。

(2)被检者不戴眼镜。

(三)操作规范及流程

(1)消毒或更换下颌纸垫。

(2)被检者坐于裂隙灯前,调整座椅和检查台高度。

(3)下颌放在颌托上,下颌及前额抵住挡板,调整下颌架高度,使睑裂水平位于参考线。

(4)被检者闭眼,对准鼻根部打开裂隙灯,调整目镜和瞳距。

(5)先右后左,从前往后逐步检查。

(6)弥散光照射法:光栅全开,光线从颞侧射入,低倍镜下光臂与镜臂夹角约30°,初步检查眼睑、结膜、泪膜及角膜浅表组织。

(7)裂隙灯光照射法:照明光焦点与显微镜焦点合一,调整放大倍数、光颜色、裂隙高度、宽窄及与光臂夹角(眼前部为30°～40°,眼后部为10°或更小),从前往后,检查角膜、KP、房水、晶状体及前段玻璃体等。

(8)裂隙灯附加前置镜、房角镜、全视网膜镜及三面镜等,可进一步检查眼底。附加压平眼压计可测眼压。

(四) 操作注意事项

(1)注意手卫生及消毒。

(2)暗室或半暗室。

(3)座位及下颌架高度适中。

(4)人文关怀,检查完毕,嘱被检查者闭眼休息,并解释检查结果。

三、角膜荧光素钠染色检查

实验学时:2 学时

(一) 操作介绍

角膜荧光素钠染色的操作方法及意义。

(二) 操作前准备

1. 环境及物品准备

(1)暗室或半暗室。

(2)裂隙灯显微镜、1%～2%荧光素钠染色剂或无菌荧光素钠纸条、氯霉素滴眼液、75%乙醇棉球或下颌纸垫、无菌棉签。

2. 患者体位准备

(1)坐位高度适中，儿童应根据身高选择检查姿势。

(2)被检者不戴眼镜。

(三) 操作规范及流程

(1)嘱被检者向上看，棉签扒开下眼睑，滴1%～2%角膜荧光素钠液1滴于下结膜囊，或用氯霉素滴眼液润湿的无菌荧光素钠纸条置于下结膜囊，并嘱瞬目，1～2 min后观察。

(2)消毒或更换下颌纸垫。

(3)被检者坐于裂隙灯前，下颌放在颌托上，前额顶住前额横档，调整下颌架及操作台高度。

(4)被检者闭眼，对准鼻根部打开裂隙灯，调整目镜和瞳距。

(5)选择钴蓝光，光阑全开，光线从颞侧射入，光源与显微镜的角度呈40°。

(6)观察角膜上皮、泪膜情况等。若有房水呈溪流状将绿色泪膜冲开，则为Seidel试验阳性。

(四) 操作注意事项

(1)注意手卫生及消毒。

(2)暗室或半暗室。

(3)座位及下颌架高度适中。

(4)做好人文关怀，检查完毕，嘱被检查者闭眼休息，并擦拭溢出的绿色泪液，解释检查结果。

四、泪膜破裂时间测定

实验学时:2学时

(一) 操作介绍

泪膜破裂测定的操作方法及意义。

(二) 操作前准备

1. 环境及物品准备

(1)暗室或半暗室。

(2)裂隙灯显微镜、1%～2%荧光素钠染色剂或无菌荧光素钠纸条、氯霉素滴眼液、75%乙醇棉球或下颌纸垫、无菌棉签。

2. 患者体位准备

(1)座位高度适中,儿童应根据身高选择检查姿势。

(2)被检者不戴眼镜。

(三) 操作规范及流程

(1)嘱被检者向上看,棉签扒开下眼睑,滴1%～2%角膜荧光素钠液1滴于下结膜囊,或用氯霉素滴眼液润湿的无菌荧光素钠纸条置于下结膜囊,并嘱瞬目数次。

(2)消毒或更换下颌纸垫。

(3)被检者坐于裂隙灯前,下颌放在颌托上,前额顶住前额横档,调整下颌架及操作台高度。

(4)被检者闭眼,对准鼻根部打开裂隙灯,调整目镜和瞳距。

(5)选择钴蓝光,光线全开,光线从颞侧射入,光源与显微镜的角度呈40°。

(6)被检者注视前方,不要眨眼,开始计时。泪膜出现第一个黑斑时,即表示泪膜破裂,记录时间即为泪膜破裂时间。

(7)小于10 s为泪膜不稳定。一般测量3次,取平均值。

(四) 操作注意事项

(1)注意手卫生及消毒。

(2)暗室或半暗室。

(3)座位及下颌架高度适中。

(4)做好人文关怀,检查完毕,嘱被检查者闭眼休息,并擦拭溢出的绿色泪液,解释检查结果。

五、泪液分泌试验(Schirmer试验)

实验学时:2学时

(一) 操作介绍

Schirmer试验的操作方法及意义。

（二）操作前准备

Schirmer 试纸、无菌镊子及丙美卡因滴眼液。

（三）操作规范及流程

(1)用无菌镊子将 Schirmer 试纸一端折叠约 5 mm。

(2)将折弯处置于受检眼下睑内侧 1/3 处，勿刺激角膜，嘱被检者闭眼。

(3)5 min 后测量试纸被浸湿的长度，正常情况下长度为 10～15 mm，小于 10 mm 为异常。该方法评估的是主泪腺功能(反射性泪液分泌)。

(4)测量前若滴用表面麻醉剂，评估的是副泪腺的功能(基础泪液分泌)，小于 5 mm 为异常。

（四）操作注意事项

(1)操作过程注意手卫生。

(2)勿刺激角膜。

(3)做好人文关怀，检查完毕，解释检查结果。

六、瞳孔对光反射检查

实验学时：2 学时

（一）操作介绍

各种瞳孔对光反射的检查方法及意义。

（二）操作前准备

聚光手电筒。

（三）操作规范及流程

(1)被检查者双眼注视前方。

(2)直接光反射：用手电筒照射被检眼，瞳孔迅速缩小的反应。

(3)间接光反射：一手放在鼻梁中央挡光，用手电筒照射一侧眼，对侧眼瞳孔迅速缩小的反应。

(4)相对性传入性瞳孔障碍(RAPD)：用手电筒间隔约 1 s 轮流照射双眼，交替数次后，患眼出现瞳孔收缩迟缓或扩大的情况。

(5)集合反射(近反射)：被检者先注视远处目标，然后立即注视眼前数厘米处，双眼瞳孔缩小的反应。

(6)Argyll－Robertson 瞳孔:瞳孔缩小,直、间接对光反射消失而集合反射存在。

(四) 操作注意事项

(1)检查在光线较暗处进行。

(2)人文关怀,操作结束后,解释检查结果。

七、眼压检查

实验学时:4 学时

(一) 操作介绍

Schiötz 眼压计、指测法测眼压的操作方法及意义。

(二) 操作前准备

Schiötz 压陷眼压计、丙美卡因滴眼液、氯霉素滴眼液、75%乙醇、无菌棉签等。

(三) 操作规范及流程

1. Schiötz 压陷眼压计操作流程

(1)仰卧位,棉签扒开被检者下眼睑,丙美卡因滴入下睑结膜囊,共 2～3 次。

(2)轻轻垂直将眼压计置于试盘上,观察指针是否在“0”位。

(3)消毒足板,并棉签擦干。

(4)稍抬高下颌,嘱被检者伸出一手食指作为固视点调节眼位,使被检眼角膜位于水平正中。

(5)将被检眼上、下眼睑固定在眶缘,充分暴露但不压迫眼球。

(6)右手持眼压计轻轻垂直放于角膜正中,读取指针刻度。

(7)观察读数＜3,加用 7.5 g 的砝码,依此类推,测量 3 次求平均值。

(7)测量完毕后滴氯霉素滴眼液,眼压计消毒后备用。

2. 指测法测量眼压操作流程

(1)嘱被检者双眼向下看。

(2)检查者两手食指同时放在被检眼上睑上部偏外侧。

(3)食指交替轻压眼球,感觉眼球的硬度。

(4)记录结果:Tn 表示眼压正常,T＋1 至 T＋3 表示眼压逐步增高,T－1 至

T－3 表示眼压逐步降低。

(四) 操作注意事项

1. Schiötz 压陷眼压计注意事项

(1)操作过程注意手卫生。

(2)指针刻度不在“0”位时需调零。

(3)眼压计足板消毒后,酒精擦干或者完全挥发后才能测量,避免损伤角膜。

(4)测量时眼球不要随意转动。

(5)操作过程不要压迫眼球。

(6)一般先测量右眼后测量左眼。

(7)操作结束后,告知被检者 24 小时内避免揉眼。

(8)人文关怀,操作结束后,解释检查结果。

2. 指测法注意事项

(1)操作过程注意手卫生。

(2)不能确定眼球是否完整或存在角膜瘘及较深的角膜溃疡时,勿按压眼球。

(3)做好人文关怀,操作结束后,解释检查结果。

八、眼底检查

实验学时:4 学时

(一) 操作介绍

直接眼底镜的操作,适应证及意义。

(二)操作前准备

(1)暗室。

(2)直接眼底镜、复方托吡卡胺滴眼液、无菌棉签。

(三) 操作规范及流程

(1)被检者坐于暗室。

(2)检查右眼时,站在被检者的右侧,右手持眼底镜,头偏向右肩,将眼底镜观察孔置于被检者右眼前方,用右眼观察。

(3)被检者注视前方,将眼底镜置于被检者前方 10～20 cm,转动镜盘屈光度在＋8～＋10,嘱被检者转动眼球,用彻照法观察屈光间质情况。

(4)转动镜盘并逐渐移近至被检眼前方,直到聚焦到眼底。依次观察视盘,视网膜上方、下方、鼻侧到颞侧,最后观察黄斑区。

(5)检查左眼时,左手持镜,用左眼观察被检者左眼,方法同右眼。

(四)操作注意事项

(1)操作过程注意手卫生,需佩戴帽子、口罩。

(2)一般先右眼后左眼,即使单眼发病也要检查双眼。

(3)小瞳孔时选择小光斑,散瞳后可选择大光斑。

(4)使用扩瞳药时需排除禁忌证,并告知被检者注意事项。

(5)要逐个象限进行检查,勿遗漏。

(6)做好人文关怀,操作结束后,嘱被检查者闭眼休息,解释检查结果。

九、眼球运动检查

实验学时:2学时

(一)操作介绍

眼球运动检查操作方法及意义。

(二)操作前准备

蜡烛或手电筒。

(三)操作规范及流程

(1)手持蜡烛或手电筒,距离被检者眼前30～40 cm。

(2)嘱被检者不能转动头位,双眼跟随蜡烛或手电筒向右、上、下、左、右上、右下、左上、左下方向运动,观察双眼运动协调性及眼球运动是否到位。单眼运动检查需遮盖一眼后,观察被检眼运动是否到位。

(3)当检查向下、右下、左下转动时,需抬起双眼上睑,以便观察。

(4)正常眼球运动:内转:瞳孔内缘达到上、下泪点连线。外转:颞侧角膜缘到达外眦角。上转:角膜下缘与内、外眦连线相切。下转:角膜上缘与内、外眦连线相切。

(5)眼球集合(辐辏)运动:被检者注视正前方视标,将视标逐渐向鼻部移动,至出现复视或一眼偏离集合位。

（四）操作注意事项

（1）检查过程中勿转动头位。

（2）检查要按顺序，避免重复或遗漏。

（3）做好人文关怀，操作结束后，解释检查结果。

十、斜视检查

实验学时:2 学时

（一）操作介绍

斜视检查的操作方法及意义。

（二）操作前准备

遮眼板、手电筒。

（三）操作规范及流程

1. 遮盖一去遮盖法

（1）嘱被检者注视前方，分别观察视近 33 cm 及视远 6 m 的视标。

（2）遮眼板或手掌遮挡一眼，如对侧眼移动，说明存在斜视。如无移动，说明对侧眼在注视位。

（3）去掉遮眼板后，观察被遮眼的变化。如无移动且被遮眼在注视位，说明不存在斜视；如移动则提示存在隐斜；如无移动但被遮眼停留在偏斜位，提示存在显斜。

2. 交替遮盖法

（1）嘱被检者注视前方，分别观察视近 33 cm 及视远 6 m 的视标。

（2）用遮眼板或手掌遮盖一眼，然后迅速移至另一眼前，反复多次，观察双眼眼球的运动。

（3）如有移动，说明存在偏斜。当眼球自内向外移动，提示存在内斜；若由外向内运动，则提示存在外斜。

3. 角膜映光法

（1）嘱被检者注视前方 33 cm 处的手电筒。

（2）观察光点在角膜上的位置。

（3）若映光点在瞳孔缘为偏斜 15°、若在瞳孔缘与角膜缘的中点偏斜约 30°，在角膜缘偏斜约45°。

(4)外斜视用“－”表示,内斜视用“＋”表示。

4. 复视像检查

(1)被检者双眼注视前方。

(2)将一红色滤光片置于右眼眼前。

(3)距被检者1 m处持手电筒。

(4)如看到一红和一白光,提示存在复视;若只看到粉红单一光,提示无复视。

(5)若存在复视,将光源在上、下、左、右、左上、左下、右上、右下各位置移动,嘱被检者注视光源。

(6)观察一红一白分离的光源,确定复视是水平的还是垂直的,交叉的还是同侧的。

(7)寻找复视像偏离最大的方向。

(8)周边物象属于麻痹眼。水平复视周边物像在水平方向确定,垂直复视周边物像在第三眼位垂直方向确定。

(四) 操作注意事项

(1)操作过程中注意勿转动头位。

(2)做好人文关怀,操作结束后,解释检查结果。

十一、视野检查(对照法)

实验学时:2学时

(一) 操作介绍

对照法的视野检查操作方法及意义。

(二) 操作前准备

(1)充足的光线照明。

(2)2把椅子。

(三) 操作规范及流程

(1)检查者与被检者相距1 m面对面而坐。

(2)检查右眼时,被检者遮盖左眼,检查者遮盖右眼,被检者的右眼注视检查者的左眼。检查左眼时反之。

(3)检查者将手指放置于自己与被检者的中间等距离处。

(4)分别从左、右、上、下各方位，由外向内逐渐移动。

(5)嘱看到检查者手指时示意停止，此方法大致判断被检者视野与正常视野的对比情况。

(四) 操作注意事项

(1)操作过程中勿转动头部。

(2)可以重复操作。

(3)做好人文关怀，操作结束后，解释检查结果。

十二、结膜囊冲洗法

实验学时:2 学时

(一) 操作介绍

结膜囊冲洗的操作方法及意义。

(二) 操作前准备

玻璃洗眼壶或冲洗用吊瓶、受水器、无菌棉球、生理盐水。

(三) 操作规范及流程

(1)取坐位或仰卧位，清除眼部分泌物及眼膏。

(2)冲洗右眼时，头偏向右侧，冲洗左眼时反之。受水器紧贴冲洗眼颊部或颞侧。

(3)先冲洗眼睑皮肤，然后翻转上、下眼睑，冲洗结膜囊。

(4)冲洗上穹窿部时嘱被检者向下看，并翻转上眼睑充分冲洗；冲洗下穹窿部时嘱向上看，同时转动眼球充分冲洗，结束后用干棉球拭净眼睑及颊部水滴。

(5)冲洗过程中，若受水器将满，需及时倒出污水。

(6)冲洗结束后，清洗受水器，消毒后备用。

(四) 操作注意事项

(1)操作过程注意手卫生。

(2)洗眼壶不能触碰眼部。

(3)冲洗液温度适中，不能对着角膜冲洗，且避免流入对侧眼。

(4)冲洗过程应充分暴露上、下穹隆部，完全清除化学残留物。

(5)冲洗时间要充分。

(6)眼球不完整、有较深的角膜溃疡时禁忌冲洗。

(7)做好人文关怀,操作结束后,解释检查结果。

十三、泪道冲洗法

实验学时:2 学时

(一) 操作介绍

泪道冲洗的操作方法及意义。

(二) 操作前准备

5 ml 注射器、泪道冲洗针头、泪点扩张器、丙美卡因滴眼液、无菌棉签、无菌棉球和无菌生理盐水,必要时准备泪道探针。

(三) 操作规范及流程

(1)取坐位或仰卧位,压迫泪囊清除分泌物。

(2)丙美卡因滴在棉签上,然后将棉签置于上、下泪点之间,闭眼 5～10 min。

(3)注射器抽取无菌生理盐水后更换泪道冲洗针头。

(4)被检者向后仰头并稍向检查侧倾斜,棉球向外下方牵拉下睑,暴露下泪小点。

(5)持注射器将冲洗针头垂直插入下泪小点后有落空感,再将针头转向鼻侧水平方向,插入至骨壁,针头稍后退,注入生理盐水。

(6)如泪点过小,则用泪点扩张器扩大后再插入。

(7)通畅者,注入液体自鼻孔流出或流入咽喉;如由下泪点注水,水自上泪点流出,则为鼻泪管或泪总管阻塞,如伴有脓性分泌物溢出,则为慢性泪囊炎;如有部分水溢出,部分流入鼻腔或咽喉,则为鼻泪管或泪总管狭窄;如水从原泪点返流,则为泪小管阻塞。冲洗时如发现下睑肿胀,须立即停止注水。

(8)如下泪道冲洗不通畅,则需行上泪道冲洗,方法同前。

(四) 操作注意事项

(1)操作过程注意手卫生。

(2)操作过程要轻柔,避免强行进针,且不可强行推注,以免造成假道。

(3)勿反复冲洗,避免黏膜损伤或粘连。

(4)急性炎症时禁忌行泪道冲洗。

(5)做好人文关怀,操作结束后,解释检查结果。

十四、角膜感觉度检查

实验学时:2 学时

(一) 操作介绍

角膜知觉检查的方法及意义。

(二) 操作前准备

无菌棉签、氯霉素滴眼液。

(三) 操作规范及流程

(1)取坐位或仰卧位。

(2)无菌棉签拧出一条纤维。

(3)将纤维从侧面轻触角膜表面,如角膜感觉正常,则出现瞬目反射。

(4)如反应迟钝,则提示感觉减退。

(5)如无任何反应,则提示感觉消失。

(6)检查完毕,滴氯霉素滴眼液。

(四) 操作注意事项

(1)操作过程注意手卫生。

(2)操作过程要动作轻柔,勿损伤角膜。

(3)避免被检者提前看到动作,发生防御性瞬目。

(4)做好人文关怀,操作结束后,解释检查结果。

第九章　感染防控科技能操作规范

一、医务人员手卫生操作规范

实验学时:4 学时

(一) 操作介绍

1. 手卫生

为医务人员在从事职业活动过程中的洗手、卫生手消毒和外科手消毒的总称。

2. 洗手

医务人员用流动水和洗手液揉搓冲洗双手,去除手部皮肤污垢、碎屑和部分微生物的过程。

3. 卫生手消毒

医务人员用手消毒剂揉搓双手,以减少手部暂居菌的过程。

4. 外科手消毒

外科手术前医护人员用流动水和洗手液揉搓冲洗双手、前臂至上臂下 1/3,再用手消毒剂清除或者杀灭手部、前臂至上臂下 1/3 暂居菌和减少常居菌的过程。

(二) 操作前准备

1. 下列情况医务人员应洗手和/或使用手消毒剂进行卫生手消毒

(1)接触患者前。

(2)清洁、无菌操作前,包括进行侵入性操作前。

(3)暴露患者体液风险后,包括接触患者黏膜、破损皮肤或切口、血液、体液、分泌物、排泄物、切口敷料等之后。

(4)接触患者后。

(5)接触患者周围环境后,包括接触患者周围的医疗相关器械、用具等物体表面后。

2. 下列情况应洗手

(1)当手部有血液或其他体液等肉眼可见的污染时。

(2)可能接触艰难梭菌、肠道病毒等对速干手消毒剂不敏感的病原微生物时。

(3)手部没有肉眼可见污染时,宜使用手消毒剂进行卫生手消毒。

3. 下列情况时医务人员应先洗手,然后进行卫生手消毒

(1)接触传染病患者的血液、体液和分泌物以及被传染性病原微生物污染的物品后。

(2)直接为传染病患者进行检查、治疗、护理或处理传染患者污物之后。

(三)操作规范及流程

洗手与卫生手消毒方法。

1. 医务人员洗手方法

(1)在流动水下,淋湿双手。

(2)取适量洗手液(肥皂),均匀涂抹至整个手掌、手背、手指和指缝。

(3)认真揉搓双手至少 15 s,注意清洗双手所有皮肤,包括指背、指尖和指缝,具体揉搓步骤为(步骤不分先后)。

①掌心相对,手指并拢,相互揉搓。

②手心对手背沿指缝相互揉搓,交换进行。

③掌心相对,双手交叉指缝相互揉搓。

④弯曲手指使关节在另一手掌心旋转揉搓,交换进行。

⑤右手握住左手大拇指旋转揉搓,交换进行。

⑥将五个手指尖并拢放在另一手掌心旋转揉搓,交换进行。

(4)在流动水下彻底冲净双手,擦干,取适量护手液护肤。

(5)擦干宜使用纸巾。

医务人员洗手方法如图 9-1 所示。

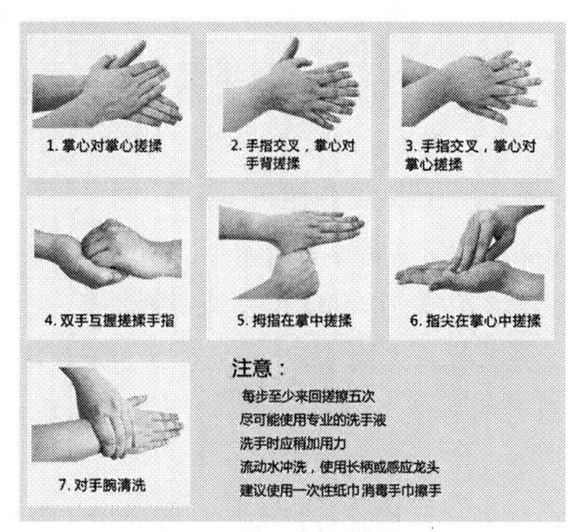

图 9-1 医务人员洗手方法

2. 医务人员卫生手消毒遵循的方法

(1)取适量的手消毒剂于掌心,均匀涂抹双手。

(2)按照医务人员洗手方法中第三步揉搓的步骤进行揉搓。

(3)揉搓至手部干燥。

3. 注意事项

戴手套不能代替手卫生,摘手套后应进行手卫生。

(四) 外科手消毒

1. 外科手消毒应遵循以下原则

(1)先洗手,后消毒。

(2)不同患者手术之间、手套破损或手被污染时,应重新进行外科手消毒。

2. 外科洗手遵循的方法与要求

(1)洗手之前应先摘除手部饰物,修剪指甲,指甲长度不超过指尖。

(2)取适量的洗手液清洗双手、前臂和上臂下 1/3,并认真揉搓。清洁双手时,可使用清洁指甲用品清洁指甲下的污垢和使用揉搓用品清洁手部皮肤的皱褶处。

(3)流动水冲洗双手、前臂和上臂下 1/3。

(4)使用干手用品擦干双手、前臂和上臂下 1/3。

3. 外科冲洗手消毒

按照外科洗手的方法与要求完成外科洗手。

(1)取适量的手消毒剂涂抹至双手的每个部位、前臂和上臂下 1/3,并认真揉搓 3 min～5 min。

(2)在流动水下从指尖向手肘单一方向地冲净双手、前臂和上臂下 1/3,用灭菌的布或纸巾彻底擦干。

(3)手消毒剂的取液量、揉搓时间及使用方法遵循产品的使用说明。

4. 外科免冲洗手消毒方法

(1)按照外科洗手的方法与要求完成外科洗手。

(2)取适量的手消毒剂放置在左手掌上。

(3)将右手手指尖浸泡在手消毒剂中(≥5 s)。

(4)将手消毒剂涂抹在右手、前臂直至上臂下 1/3,确保通过环形运动环绕前臂至上臂下 1/3,将手消毒剂完全覆盖皮肤区域,持续揉搓 10 s～15 s,直至消毒剂干燥。

(5)取适量的手消毒剂放置在右手掌上。

(6)在左手重复 3、4 步骤。

(7)取适量的手消毒剂放置在手掌上。

(8)揉搓双手直至手腕,揉搓方法按照医务人员洗手方法揉搓的步骤进行,揉搓至手部干燥。

(9)手消毒剂的取液量、揉搓时间及使用方法遵循产品的使用说明。

外科免洗手消毒方法如图 9-2 所示。

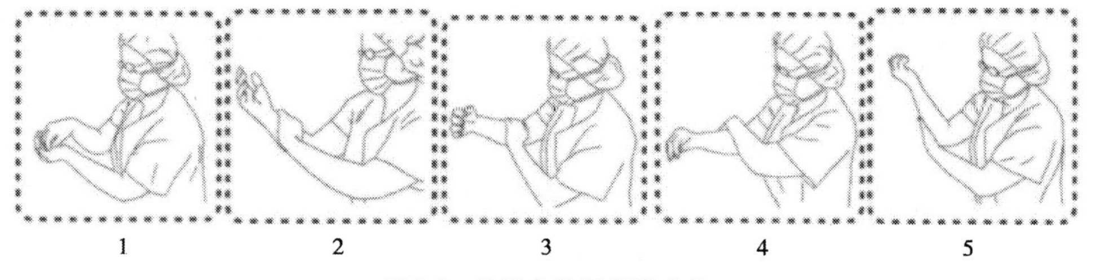

图 9-2 外科免洗手消毒方法

5. 注意事项

(1)不得戴假指甲、装饰指甲,保持指甲和指甲周围组织的清洁。

(2)在外科手消毒过程中应保持双手位于胸前并高于肘部,使水由手部流向肘部。

(3)洗手与消毒可使用海绵、其他揉搓用品或双手相互揉搓。

(4)术后摘除手套后,应用洗手液清洁双手。

(5)用后的清洁指甲用品、揉搓用品如海绵、手刷等,放到指定的容器中;揉搓用品、清洁指甲用品应一人一用一消毒或者一次性使用。

二、口罩的佩戴方法

(一) 操作前准备

(1)医务人员佩戴口罩的指征。

①一般诊疗活动,可佩戴一次性使用医用口罩或医用外科口罩;

②手术部工作或护理免疫功能低下患者、进行有体液喷溅的操作时,应佩戴医用外科口罩;

③接触经空气传播或近距离(≤1 m)接触飞沫传播的传染病患者或进行产生气溶胶操作时,应戴医用防护口罩。

(2)应正确使用口罩,掌握载摘方法及注意事项。

(二) 操作过程

1. 医用外科口罩的佩戴方法

检查口罩、区分上下内外,有鼻夹的一侧朝上,鼻夹明显的一侧朝外。

(1) 将口罩罩住鼻、口及下巴,系带式口罩下方带系于颈后,上方带系于头顶中部;挂耳式口罩将两侧系带直接挂于耳后。

(2)将双手指尖放在鼻夹上,从中间位置开始,用手指向内按压,并逐步向两侧移动,根据鼻梁形状塑造鼻夹。

(3)调整系带的松紧度。

2. 医用防护口罩的佩戴方法

(1)一手托住防护口罩,有鼻夹的一面朝外。

(2)将防护口罩罩住鼻、口及下巴,鼻夹部位向上紧贴面部。

(3)用另一只手将下方系带拉过头顶,放在颈后双耳下。

(4)再将上方系带拉至头顶中部。

(5)将双手指尖放在金属鼻夹上,从中间位置开始,用手指向内按鼻夹,并分别向两侧移动和按压,根据鼻梁形状塑造鼻夹。

(6)进入工作区域之前,进行密合性检查。检查方法:双手尽量遮盖口罩并进行正压及负压测试(正压测试:双手遮着口罩,大力呼气,如空气从口罩边缘溢出,即佩戴不当,须再次调校头带及鼻梁金属条;负压测试:双手遮着口罩,大力吸气,口罩中央会陷下,如有空气从口罩边缘进入,即佩戴不当,须再次调校头带及鼻梁金属条)。

口罩的佩戴方法如图 9-3 所示。

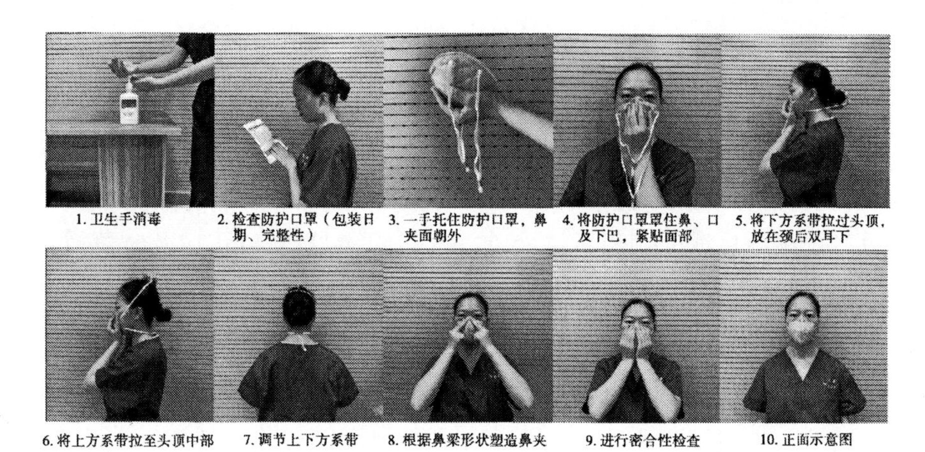

图 9-3 口罩的佩戴方法

3. 摘医用外科口罩方法

(1)不应接触口罩前面(污染面)。

(2)系带式口罩先解开下面的系带,再解开上面的系带;挂耳式口罩双手直接捏住耳后系带取下。

(3)用手指仅捏住口罩的系带丢至医疗废物容器内。

4. 摘医用防护口罩方法

(1)用手慢慢地将颈部的下头系带从脑后拉过头顶。

(2)拉上头系带摘除口罩。

(3)不应用手接触口罩的前面,仅捏住口罩系带放入医疗废物容器内。

摘口罩的方法如图 9-4 所示。

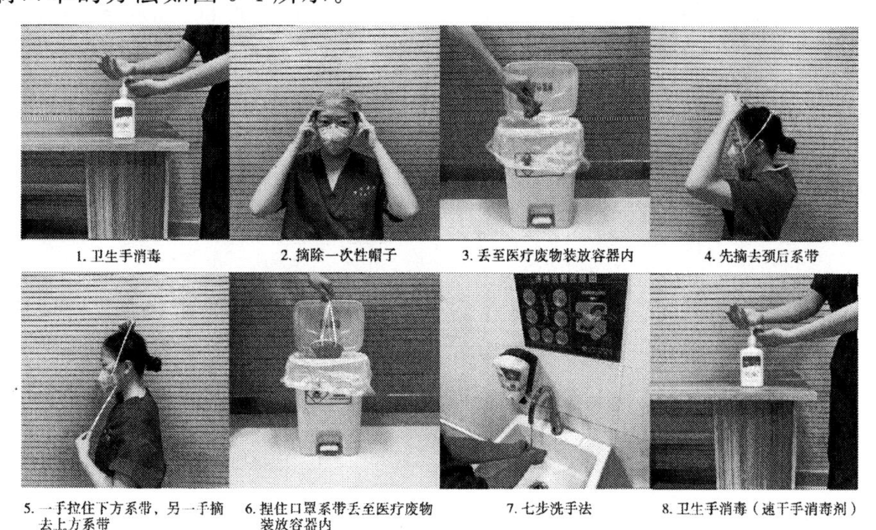

图 9-4 摘口罩的方法

（三）操作注意事项

(1)戴口罩时不应一只手捏住鼻夹，摘下口罩时，应尽量避免触摸口罩污染面。

(2)医用外科口罩和医用防护口罩只能一次性使用。

(3)口罩潮湿后或受到患者体液、血液、组织液等污染后，应及时更换。

(4)选用医用防护口罩时，宜做适合性检验，适合性检验应参照 GB/T18664 的要求进行。再次佩戴医用防护口罩进入工作区域之前，应做气密性检查。检查方法：将双手完全盖住口罩，快速地呼气，若鼻夹附近有漏气，应调整鼻夹，若四周漏气，应调整至不漏气为止。

(5)离开呼吸道传染病区域时，在摘脱各防护用品时，应最后摘脱医用防护口罩。

三、医务人员穿脱防护用品操作流程

（一）操作前准备

(1)明确医务人员防护用品穿脱的使用指征，如接触急性传染性非典型肺炎、人感染高致病性禽流感等严重呼吸道传染病患者时。

(2)应熟知并严格遵循操作流程。

(3)准备好相关物品，如速干手消毒剂、医用防护口罩(N95)、一次性帽子、工作衣裤、工作鞋、防护服、护目镜、手套、鞋套、带盖的消毒桶、黄色垃圾袋、大号垃圾桶等。

（二）操作流程

1. 穿防护用品的流程

(1)进入清洁区，着贴身衣物，轻便鞋子，固定发髻。

(2)手卫生。

(3)戴一次性帽子。佩戴后整理帽子至头发、耳朵全部被包裹。

(4)戴医用防护口罩。一手托住口罩外侧面，将口罩紧贴面部，另一手拉下方系带至于颈后双耳下，拉上方系带至于头顶部，注意避免系带压迫耳朵。塑形，行气密性测试。使用中口罩如遇污染或潮湿，应及时更换。

(5)穿防护服。取防护服，注意避免接触地面，检查效期及完好情况。拉开拉链，先穿下半身，再穿上半身，后戴帽子，系好拉链、扣子、密封条，双人互检。若防护服未能完全贴合面部，可用胶带辅助固定。使用中防护服如破损，应及时更换。

（6）戴护目镜或面屏。一手托住护目镜，另一手拉系带至于头顶部，调整位置，确保皮肤黏膜完全被防护用品遮盖。

（7）戴手套。检查有无破损，穿戴后确保防护服袖口完全被包裹。戴手套不能代替手卫生，对多名患者进行诊疗操作时，不同患者间应更换手套。手套如破损，应及时更换。

（8）穿靴套。

（9）相互检查。写上名字，以便同事之间相互辨识。

穿防护服流程如图 9-5 所示。

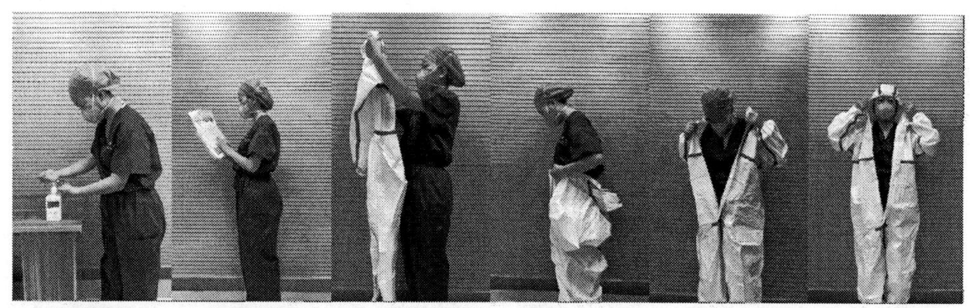

1. 卫生手消毒　2. 检查防护服包装　3. 检查防护服完整性　4. 先穿下衣　5. 再穿上衣　6. 戴防护服帽子

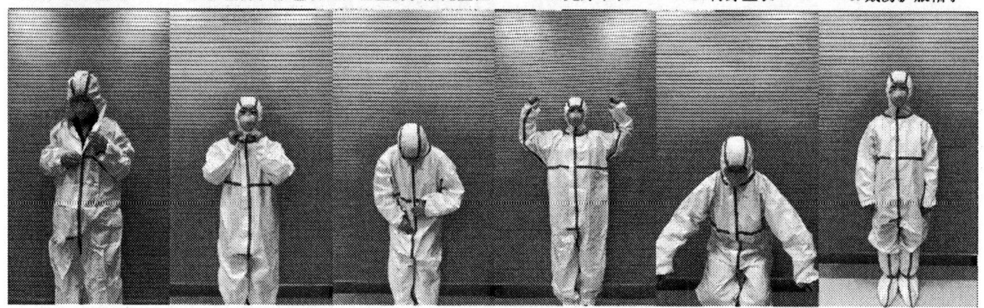

7. 拉上拉链　8. 撕开封条贴条　9. 由下至上粘好封条　10. 检查防护服舒适性　11. 检查防护服舒适性　12. 穿上靴套

图 9-5　穿防护服流程

2. 脱防护用品流程

（1）出隔离诊疗区。

（2）手卫生。

（3）摘护目镜。上身稍前倾，闭合双眼，双手提起后方系带摘下，摘下后将护目镜或面屏置于医疗垃圾桶内。全程避免触碰护目镜前侧面。

（4）手卫生。

（5）脱防护服连同手套、靴套。

（6）一手拎住同侧衣领，另一手拉开拉链、摘掉帽子后拎另一侧衣领，顺势向外后方边脱边卷起防护服，动作轻缓，全程避免抖动。将手套、靴套一同脱下，放入医疗垃圾桶内。

(7)手卫生。

(8)进入潜在污染区。

(9)摘医用防护口罩。上身稍前倾，屏息闭眼，双手先取下方系带，随后再摘取上方系带。全程避免触碰口罩外侧面。

(10)手卫生

(11)摘一次性帽子。上身稍前倾，屏息闭眼，提起帽顶由后向前摘下。

(12)手卫生，沐浴。

脱防护服流程如图 9-6 所示。

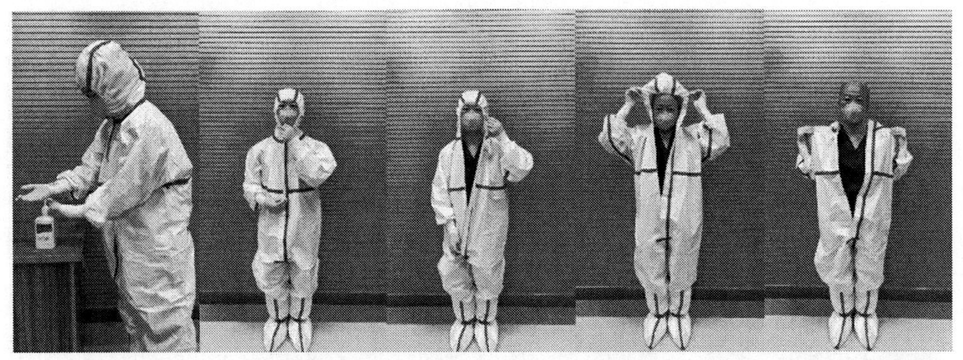

1. 卫生手消毒　2. 撕开防护服封条　3. 将拉链完全打开　4. 向上提拉帽子，使帽子脱离头部　5. 双手向外侧提拉肩部防护服并脱下

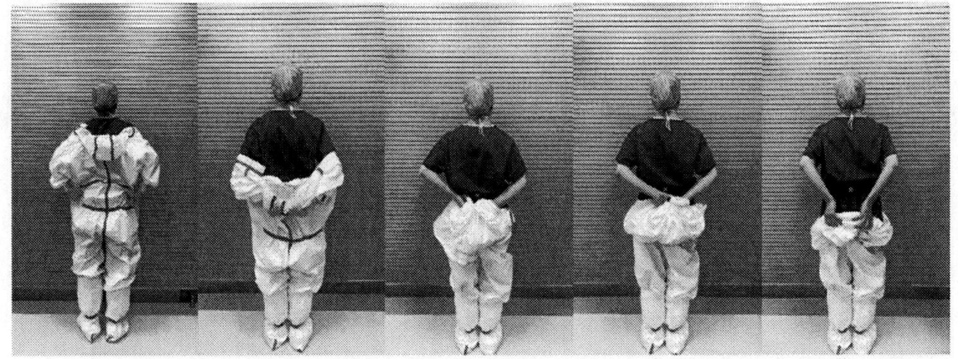

6. 双手在背后下拉防护服　7. 抓至防护服帽沿边缘，使防护服污染面向内，进行反卷　8. 双手在袖管内交替退出　9. 连同手套一起脱下　10. 继续反卷防护服（手尽量不触碰内侧衣物）

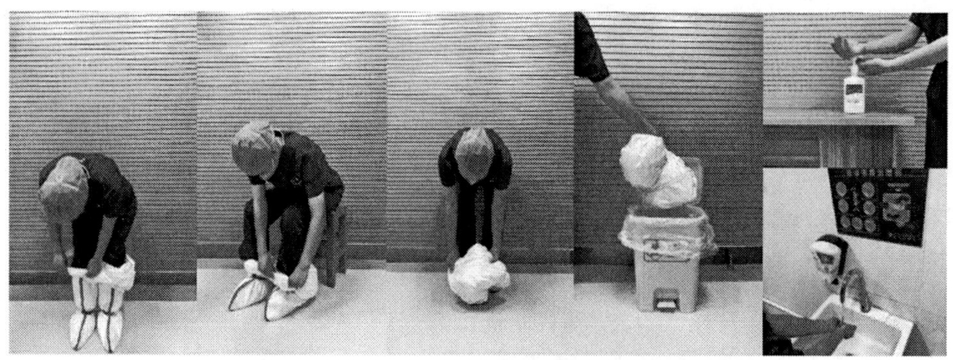

图 9-6　脱防护服流程

3. 注意事项

(1)脱防护服应严格按照区域划分流程,切勿在污染区摘口罩帽子。

(2)佩戴眼镜者应对所佩戴的眼镜进行消毒。

(3)医务人员应经过专项培训,掌握正确的防护技术后方可进入隔离病区工作。

(4)应严格按照区域流程,在不同的区域穿戴不同的防护用品,离开时按要求摘脱,并正确处理使用后物品。

(5)医用防护口罩的效能持续应用 6～8 h,遇污染或潮湿,应及时更换。

(6)离开隔离区前应对佩戴的眼镜进行消毒。

(7)医务人员接触多个同类传染病患者时,防护服可连续应用;接触疑似患者,防护服应在接触每名患者之间进行更换;防护服被患者血液、体液、分泌物或排泄物污染时,应及时更换。

(8)戴医用防护口罩(N95)或全面型呼吸防护器应进行面部密合性试验。

四、血源性疾病暴露后处理流程

(一) 操作规范

1. 立即进行局部处理

(1)用肥皂液和流动水清洗被污染的皮肤;(2)被接触的黏膜应当反复用生理盐水冲洗干净;(3)如有切口,应当轻轻由近心端向远心端挤压,避免挤压切口局部,尽可能挤出损伤处的血液,再用肥皂水和流动水进行冲洗;(4)受伤部位的切口冲洗后,应当用消毒液,如用70%乙醇或者0.5%碘伏进行消毒,并包扎切口。

2. 评价源患者

(1)根据现有信息评估被传染的风险,包括源患者的液体类型(如血液、可见体液及其他潜在的传染性液体或组织和浓缩的病毒)和职业接触类型(即经皮伤害、经黏膜或破损皮肤和叮咬);(2)对已知源患者进行乙型肝炎病毒(HBV)、丙型肝炎病毒(HCV)和获得性免疫缺陷综合征艾滋病病毒(HIV)检测;(3)对于未知源患者,要评估接触者被乙型肝炎病毒、丙型肝炎病毒或艾滋病病毒感染的风险;(4)不应检测被废弃的针具或注射器的病毒污染的情况。

3. 评价接触者(乙型肝炎病毒暴露)

通过乙型肝炎疫苗接种史和接种反应评估接触者乙型肝炎病毒感染的免疫状况。

4. 采取暴露后预防措施

(1)乙型肝炎病毒:①未接种疫苗者,24 h 内注射乙型肝炎免疫球蛋白(HBIG 200~400 U)和接种乙型肝炎疫苗(20 μg);②既往接种过乙型肝炎疫苗,已知有反应者(抗 HBs≥10 mIU/mL),无需处理;③以前接种过乙型肝炎疫苗,已知没有反应者,注射乙型肝炎免疫球蛋白和接种乙型肝炎疫苗;④抗体反应未知者进行抗原抗体检测,如检测结果不充分,应同时注射乙型肝炎免疫球蛋白和接种乙型肝炎疫苗。

(2)丙型肝炎病毒:没有推荐的可预防措施。

(3)艾滋病病毒:在发生 HIV 暴露后,尽可能在最短的时间内(4 h)进行预防性用药,最好不超过 24 h(即使超过 24 h,仍建议预防性用药),预防性用药疗程为连续服用 28 天。对所有不知是否怀孕的育龄妇女进行妊娠检测。育龄妇女在预防性用药期间,应避免或终止妊娠。预防性用药应遵循的原则为:①如果存在用药指征,应当在接触后尽快开始接触后预防;②接触后 72 h 内应当考虑对接触者进行重新评估,尤其是获得了新的接触情况或源患者资料时;③在接触者可耐受的前提下,口服替诺福韦+恩曲他滨(拉米夫定)+洛匹那韦/利托那韦或拉替拉韦(TDF+FTC(3TC)+LPV/r 或 RAL)进行预防;④如果证实源患者未感染血源性病原体,应立即中断接触后预防性用药。

5. 接触后的随访与咨询

(1)乙型肝炎病毒:对接种乙型肝炎疫苗的接触者开展跟踪检测。①在最后一次疫苗接种 1~2 个月之后进行病毒抗体追踪检测;②如果 3~4 个月前注射过乙型肝炎免疫球蛋白,则抗原抗体反应不能确定为接种疫苗后产生的免疫反应。

(2)丙型肝炎病毒:①接触4～6个月之后进行丙型肝炎抗体和谷丙转氨酶(ALT)的基线检测及追踪检测;②如想早期诊断丙型肝炎病毒感染,应在接触4～6周后检测丙型肝炎病毒RNA;③通过补充检测,反复确认丙型肝炎病毒抗体酶联免疫吸附试验(ELISA)水平。

(3)艾滋病病毒:①接触后应于6个月内开展艾滋病病毒追踪检测,包括在接触后的第4周、第8周、第12周及6个月时对艾滋病病毒抗体进行检测,对服用药物的毒性进行监测和处理,观察和记录艾滋病病毒感染的早期症状等;②如果疾病伴随反复出现的急性症状,则开展艾滋病病毒抗体检测;③接触者应采取预防措施防止随访期间的再次传染;④在接触后72 h内评估接触者的接触后预防水平,并进行至少2周的药品毒性监测;⑤暴露者存在基础疾患或免疫缺陷时,随诊时间可延长至1年。

(编者:李圆圆　郭岩岩)